自閉症の僕が跳びはねる理由

東田直樹

角川文庫
19802

はじめに

僕たちの障害

自分が障害を持っていることを、僕は小さい頃は分かりませんでした。
どうして、自分が障害者だと気づいたのでしょう。
それは、僕たちは普通と違う所があってそれが困る、とみんなが言ったからです。
しかし、普通の人になることは、僕にはとても難しいことでした。

僕は今でも、人と会話ができません。声を出して本を読んだり、歌ったりはできるのですが、人と話をしようとすると言葉が消えてしまうのです。必死の思いで、1〜2単語は口に出せることもありますが、その言葉さえも、自分の思いとは逆の意味の場合も多いのです。

また、人に言われたことに対応できないし、精神的に不安定になると、すぐにその場所から走って逃げ出してしまうので、簡単な買い物さえも一人ではできません。

なぜ、僕にはできないの……

悔しくて悲しくて、どうしようもない毎日を送りながら、もし、みんなが僕と同じだったらどうだろう。と考えるようになりました。

自閉症を個性と思ってもらえたら、僕たちは、今よりずっと気持ちが楽になるでしょう。

みんなに迷惑をかけることもあるけれど、僕らも未来に向かって楽しく生きていきたいのです。

僕は、会話はできませんが、幸いにも、訓練で、筆談というコミュニケーション方法を手に入れました。そして、今ではパソコンで、原稿も書けるようになりました。

でも、自閉症の子供の多くは、自分の気持ちを表現する手段を持たないのです。ですから、ご両親でさえも、自分のお子さんが、何を考えているのか全く分からないことも多いと聞いています。

自閉症の人の心の中を僕なりに説明することで、少しでもみんなの助けになることができたら僕は幸せです。

この本を読んで下されば、今よりきっと自閉症の人のことを、あなたの身近な友達のひとりだと思っていただけると思います。

人は見かけだけでは分かりません。中身を知れば、その人ともっと仲良くなれると思います。

自閉の世界は、みんなから見れば謎だらけです。少しだけ、僕の言葉に耳を傾けてくださいませんか。

そして、僕たちの世界を旅してください。

東田　直樹

目次

第二章　対人関係について　コミュニケーションとりたいけれど……35

第三章 感覚の違いについて

第五章　活動について　どうしてそんなことするの？……115

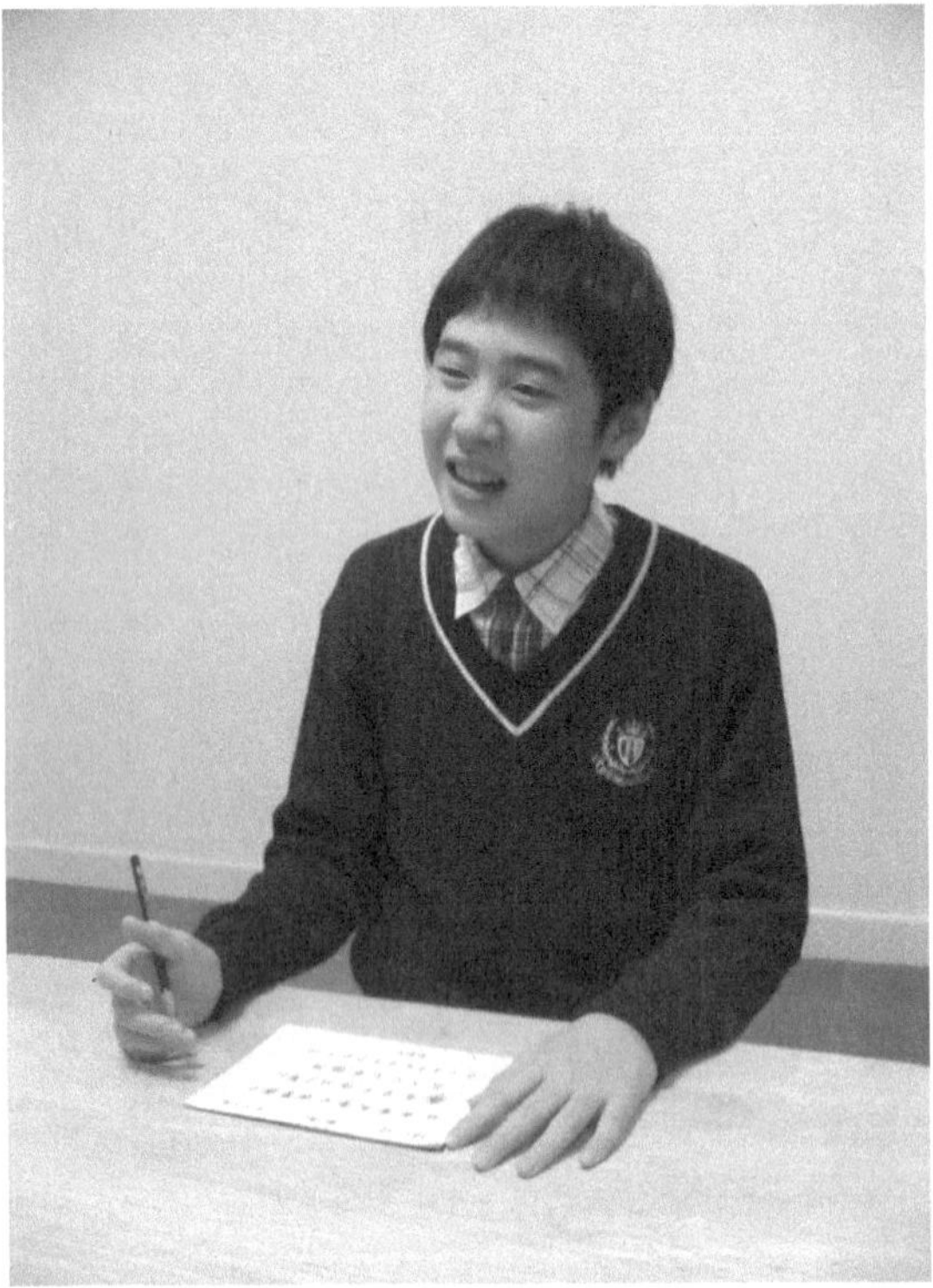

著者13歳の頃

第一章

言葉について

口から出てくる
不思議な音

1　筆談とは何ですか？

口で会話をする以外のコミュニケーション方法のひとつです。

みんなは、話すことが意思を伝えることだと考えているかも知れません。しかし、話すという神経回路を使わずに、文字を書いたり指したりすることで、自分の気持ちを表現する方法もあるのです。

僕は、とても筆談などできるはずはないと思っていました。その僕が、今はパソコンや文字盤を使って、本当の自分の気持ちを表現できるようになったのです。

それは、とても信じられないことでした。

話せないと言うことは、自分の気持ちを伝えられないことなのです。孤独で夢も希望もなく、ただ与えられた毎日を人形のように過ごすことなのです。

僕が自分の意志で筆談できるようになるまで、長い時間が必要でした。鉛筆を持った僕の手を、お母さんが上から握って一緒に書き始めた日から、僕は新しいコミュニケーション方法を手に入れたのです。

自分の力で人とコミュニケーションをするためにと、お母さんが文字盤を考えてくれました。文字を書くこととは違い、指すことで言葉を伝えられる文字盤は、話そうとすると消えてしまう僕の言葉を、つなぎとめておくきっかけになってくれました。

ひとりで文字盤を指せるようになるまで、何度も挫折《ざせつ》を繰り返しました。それでも続けてこられたのは、人として生きていくためには、自分の意思を人に伝えることが何より大切だと思ったからです。

筆談とは、書いて伝えることではなく、自分の本当の言葉を分かってもらうための手段なのです。

2　大きな声はなぜ出るのですか？

ひとり言が大きくてうるさい、と言われます。肝心なことを言えなかったり、小さな声で話したりするのです。僕もいまだになおりません。

困っているのに、どうしてなおらないのでしょう。

変な声を出している時には、自分が言いたくて話をしているのではありません。もちろん、落ち着くために自分の声を聞きたくて、自分が簡単に言える言葉やフレーズを喋《しゃべ》ることもあります。

コントロールできない声というのは、自分が話したくて喋っているわけではなくて、反射のように出てしまうのです。

何に対する反射かというと、その時見た物や思い出したことに対する反射です。それが刺激になって、言葉が出てしまうのです。止めることは難しく、無理に止めようとすると、自分で自分の首を絞めるくらい苦しくなります。

自分では、自分の声は平気なのです。人に迷惑をかけていることは、分かっています。これまでに、奇声を上げて、何度恥ずかしい思いをしたことでしょう。

僕も静かにしたいのです。

けれども、僕たちは口を閉じるとか、静かにするとか言われても、そのやり方が分からないのです。

声は僕らの呼吸のように、僕らの口から出て行くものだという感じです。

3　いつも同じことを尋ねるのはなぜですか？

僕は、いつも同じことを聞いてしまいます。

「今日は何曜日？」とか「明日は学校ありません」など、分かりきっていることを何度も聞いてしまいます。分からないのではなく、分かっているのに聞いてしまうのです。

どうしてかと言うと、聞いたことをすぐに忘れてしまうからです。今言われたことも、ずっと前に聞いたことも、僕の頭の中の記憶としては、そんなに変わりはありません。

物事が分かっていないわけではありません。記憶の仕方が、みんなとは違うのです。

よくは分かりませんが、みんなの記憶は、たぶん線のように続いています。けれども、僕の記憶は点の集まりで、僕はいつもその点を拾い集めながら、記憶をたどっているのです。

同じことを繰り返し聞くという行動には、もうひとつ意味があります。言葉遊びができることです。

僕たちは、人と会話をすることが苦手です。どうしてもみんなのように、簡単に話すことができないのです。

けれど、いつも使っている言葉なら話すことができます。それが言葉のキャッチボールみたいで、とても愉快なのです。

言わされて話す言葉と違って、それは音とリズムの遊びなのです。

4　どうして質問された言葉を繰り返すのですか？

ずっと気になっていたのですが、僕らはよくオウム返しをします。質問されたことに対して答えるのではなく、質問と同じ言葉を繰り返すのです。

以前は、その理由をどう答えたらいいのか分からないから、と思っていましたが、それだけではないような気がします。

僕らは質問を繰り返すことによって、相手の言っていることを、場面として思い起こそうとするのです。言われたことは意味としては理解しているのですが、場面として頭に浮かばないと答えられません。

その作業はとても大変で、まず、今まで自分が経験したことのある全ての事柄から、最も似ている場面を探してみます。それが合っていると判断すると、次に、その時自分はどういうことを言ったか思い出そうとします。思い出してもその場面に成功体験があればいいのですが、無ければつらい気持ちを思い出して話せなくなります。どうしても話そうとすると変な声が出てしまい、それが自分で恥ずかしかったり、嫌だったりして、ますます話せなくなるのです。

いつもの慣れている会話なら、割とスムーズに言葉のやり取りができます。でも、パターンとして覚えているだけなので、自分の気持ちを話すこととは違います。気持ちと反対のことを、パターンに当てはめて言ってしまうこともあるのです。

会話はすごく大変です。

気持ちを分かってもらうために、僕は、知らない外国語をつかって会話しなくてはいけないような毎日なのです。

5　どうして何度言っても分からないのですか？

「何度言っても分からない」

　よく僕たちはこう言われます。

　僕も、しょっちゅう同じことで怒られます。わざとやっているように見えるかも知れませんが、そうではないのです。

　怒られてしまった時には、またやってしまったと後悔の気持ちでいっぱいですが、やっている時には前にしたことなどあまり思い浮かばずに、とにかく何かにせかされるようにそれをやらずにはいられないのです。

　みんなは、僕たちのことをこりないと思っているのでしょう。みんながあきれているのも、悲しんでいるのも分かっています。分かっているのにやめられない僕たちですが、どうかこりないで下さい。

　みんなの助けが僕たちには必要なのです。

6　小さい子に言うような言葉使いの方が分かりやすいですか？

僕たちだって成長しているのに、いつまでたっても赤ちゃん扱いされます。

あまりに僕たちの見かけが幼いからだと思いますが、赤ちゃん扱いされるたび、僕はうんざりするのです。赤ちゃんに話すように言い聞かせれば、僕たちが分かると思っているのか、その方が僕たちは喜ぶと思っているのか、よく分かりません。

僕が言いたいのは、難しい言葉をつかって話して欲しい、と言っているわけではありません。年齢相応の態度で接して欲しいのです。

赤ちゃん扱いされるたびに、みじめな気持ちになり、僕たちには永遠に未来は訪れないような気がします。

本当の優しさというのは、相手の自尊心を傷つけないことだと思うのです。

7　独特の話し方はどうしてですか？

自閉症の人は、イントネーションがおかしかったり、言葉の使い方が普通の人と違っていたりすることがあります。

普通の人は、話をしながら自分の言いたいことをまとめられますが、僕たちは本当に言いたい言葉と話すために使える言葉とが、同じでない場合もあります。そのために、話し言葉が不自然になるのだと、僕は思います。

例えば、気持ちは別の言葉を想像しているのに、口から出て行く言葉は違う場合、その違う言葉を使ってしか僕は話すことができないのです。使える言葉というのは、いつもよく使っている言葉の他に、何かのきっかけで印象に残った言葉などもあります。

本など読む時にも、イントネーションが変だと思う人もいるでしょう。

それは、内容を想像しながら読めないからです。読むことに精一杯で、ひとつひとつの文字を拾って声を出すことがやっとなのです。
でも、何回も練習すれば、だんだん上手《うま》くなると思います。
へたでも決して笑わないで下さい。

8　すぐに返事をしないのはなぜですか？

みんなはすごいスピードで話します。頭で考えて、言葉が口から出るまでが、ほんの一瞬です。それが、僕たちにはとても不思議なのです。

僕たちは、脳の神経回路のどこかで異常が起きているのでしょうか？

ずっと困っているのに、その答えは誰にも分かりません。

僕たちが話を聞いて話を始めるまで、ものすごく時間がかかります。時間がかかるのは、相手の言っていることが分からないからではありません。相手が話をしてくれて、自分が答えようとする時に、自分の言いたいことが頭の中から消えてしまうのです。

この感覚が、普通の人には理解できないと思います。

言おうとした言葉が消えてしまったら、もう思い出せません。相手が何を言ったのか、自分が何を話そうとしたのか、まるで分からなくなってしまうのです。

その間にも、質問は次から次へと僕たちにあびせられます。

僕たちは、まるで言葉の洪水に溺《おぼ》れるように、ただおろおろするばかりなのです。

9 あなたの話す言葉をよく聞いていればいいですか？

話せるということは、声を出せるということではありません。みんなは、そのことをちゃんと分かっていないように思います。

言葉を話せるようになりさえすれば、自分の気持ちを相手に伝えられると思い込んでいませんか？　その思い込みのために、僕らはますます自分を閉じ込めてしまっているのです。

声は出せても、言葉になっていたとしても、それがいつも自分の言いたかったこととは限らないのです。普通に返事をするだけでも「はい」と「いいえ」を間違えてしまうこともあります。

僕の言った言葉で、相手が誤解したり勘違いしたりすることも、たびたびあります。

僕は、ちゃんとした会話がほとんどできないので、そのことで訂正することも無理だし、どうすることもできないのです。そんなことがあるたび自己嫌悪に陥り、もう誰とも話をしたくなくなります。

僕たちの話す言葉を信じ過ぎないで下さい。

態度でも上手く気持ちを表現できないので難しいと思いますが、僕たちの心の中を分かって欲しいのです。基本的には、みんなの気持ちとそんなに変わらないのですから。

10　どうして上手く会話できないのですか？

僕も話せないのはなぜだろうと、ずっと不思議に思っていました。

話したいことは話せず、関係のない言葉は、どんどん勝手に口から出てしまうからです。僕はそれが辛《つら》くて悲しくて、みんなが簡単に話しているのがうらやましくてしかたありませんでした。

思いはみんなと同じなのに、それを伝える方法が見つからないのです。

僕たちは、自分の体さえ自分の思い通りにならなくて、じっとしていることも、言われた通りに動くこともできず、まるで不良品のロボットを運転しているようなものです。いつもみんなにしかられ、その上弁解もできないなんて、僕は世の中の全ての人に見捨てられたような気持ちでした。

僕たちを見かけだけで判断しないで下さい。どうして話せないのかは分かりませんが、僕たちは話さないのではなく、話せなくて困っているのです。自分の力だけではどうしようもないのです。

自分が何のために生まれたのか、話せない僕はずっと考えていました。

僕は筆談という方法から始めて、現在は、文字盤やパソコンによるコミュニケーション方法を使って、自分の思いを人に伝えられるようになりました。

自分の気持ちを相手に伝えられるということは、自分が人としてこの世界に存在していると自覚できることなのです。話せないということはどういうことなのかということを、自分に置き換えて考えて欲しいのです。

ちょっと言わせて

足りない言葉

僕らが話す言葉は、いつも足りないのです。

足りない言葉は、みんなの誤解を生みます。

例えば……

「ねぇ、今あの子が、『みんなで』って言ったよ」

「それは、一緒にやりたいってことでしょ」

「そうかな？　みんなでやるのか聞いているんじゃないの？」

実のところは、その子の言っている『みんなで』は、以前先生が「明日は、みんなで公園にお出かけします」と言った言葉の中で、自分が言える単語を繰り返すことで、出かけるのはいつかを聞きたかったのです。

僕らの足りない言葉は、みんなの想像力をかきたて、思ってもみなかった方向に話が進みます。
ホント、僕らの言葉はミラクルだね。

第二章

対人関係について

コミュニケーション
とりたいけれど……

11　どうして目を見て話さないのですか？

僕たちが見ているものは、人の目ではありません。

「目を見て話しなさい」とずっと言われ続けても、僕はいまだにそれができません。相手の目を見て話すのが、怖くて逃げていたのです。

僕は、どこを見ていたのでしょうか。

みんなにはきっと、下を向いているとか、相手の後ろを見ていると思われているのでしょう。

僕らが見ているものは、人の声なのです。

声は見えるものではありませんが、僕らは全ての感覚器官を使って話を聞こうとするのです。

相手が何を言っているのか、聞き取ろうと真剣に耳をそばだてていると、何も見えなくなるのです。目に映ってはいますが、それは何かを意識できません。意識できないということは、見ても見ていないのと同じです。

僕がずっと困っているのは、目を見ていれば相手の話をちゃんと聞いていると、みんなが思い込んでいることです。

目を見て話すことができるくらいなら、僕の障害はとっくに治っています。

12　自閉症の人は手をつなぐのが嫌いですか？

手をつなぐことは、いやではないのです。

他に興味のあるものが目につくと、手を振りほどいて、ついそちらに行ってしまうのです。

気がついた時には手を離しているので、自分でもいつ手を離したのか分かりません。

手を離すと「私と手をつなぐのがいやみたい」と言う相手の言葉を聞くのが、僕はとても辛《つら》かったです。相手に言い訳もできないし、手をつなぐことも難しいのでは、そんなふうに誤解されてもどうしようもありません。

手をつなぐ相手や手をつなぐこと自体が、問題ではないのです。自分に興味のあるものにすぐに飛びついてしまうことを、何とかしなければなりません。

13　みんなといるよりひとりが好きなのですか？

「いいのよ、ひとりが好きなんだから」

僕たちは、この言葉を何度聞いたことでしょう。人として生まれてきたのに、ひとりぼっちが好きな人がいるなんて、僕には信じられません。

僕たちは気にしているのです。自分のせいで他人に迷惑をかけていないか、いやな気持ちにさせていないか。そのために人といるのが辛くなって、ついひとりになろうとするのです。

僕たちだって、みんなと一緒がいいのです。

だけど、いつもいつも上手《うま》くいかなくて、気がついた時には、ひとりで過ごすことに慣れてしまいました。

ひとりが好きだと言われるたび、僕は仲間はずれにされたような寂しい気持ちになるのです。

14　声をかけられても無視するのはなぜですか？

ずっと遠くの人が、僕に声をかけても、僕は気がつきません。

「そんなことは私にだってあるわ」とみんなも思うでしょう。

僕が悲しいのは、すぐ側にいる人が、僕に声をかけてくれた時も気がつかないことです。

気がつかないということは、知らん顔していることとは違います。だけど人は、僕のことをひどい人だとか、知能が遅れている人だと思います。

いつも周りにいる人から「挨拶《あいさつ》するんだよ」「お返事は？」など、僕が声をかけられていることを教えられます。そのたびに、まるで九官鳥が言葉を覚える時のように、僕は教えられた言葉を繰り返すのです。声をかけてくれた人に悪くても謝ることもできなくて、人と関係を結べない自分が情けないです。

ずっと遠くの山を見ている人は、近くのタンポポの可憐《かれん》さには気がつきません。

近くのタンポポを見ている人は、遠くの山の緑の美しさには気づかないのです。僕たちにとっては、人の声というものはそんな感じです。声だけで人の気配を感じたり、自分に問いかけられている言葉だと理解したりすることは、とても難しいのです。

声をかける前に名前を呼んでもらって、僕が気づいてから話しかけてもらえると助かります。

15　表情が乏しいのはどうしてですか？

みんなが、僕たちと同じような考えではないからです。

ずっと困っているのは、みんなが笑っている時に僕が笑えないことです。楽しいと思えることやおかしいことが、みんなとは違うのだと思うのです。そのうえ、辛いことや苦しいことばかりの毎日ではどうしようもありません。

とてもびっくりしたり、緊張したり、恥ずかしかったりした時も、僕たちは固まるだけで、感情を表に出すことができません。

人の批判をしたり、人をばかにしたり、人をだましたりすることでは、僕たちは笑えないのです。

僕たちは、美しい物を見たり、楽しかったことを思い出したりした時、心からの笑顔が出ます。

でもそれは、みんなの見ていない時です。

夜、布団の中で笑い出したり、誰もいない部屋の中で笑い転げたり、僕たちの表情は、周りを気にせず何も考えなくていい時に、自然と出てくるものなのです。

16 体に触られるのはいやですか？

僕はいやではありませんが、自閉症の人の中には、抱きしめられたり触られたりするのが、とてもいやな人がいます。

理由はよく分かりませんが、たぶんいい気持ちがしないからでしょう。

夏になれば薄着をして、冬になれば厚着をします。それ自体も体への接触という点では、かなり抵抗があるはずです。状況に合わせて変えるということが、とても大変なのです。

体に触られるということは、自分でもコントロールできない体を他の人が扱うという、自分が自分で無くなる恐怖があります。そして、自分の心を見透かされてしまうかも知れないという不安があるのです。

不安は、自分の気持ちが分かってしまったら、相手の人は、自分のことをどれだけ心配するだろうと思うことです。

だから、僕たちは自分の周りにバリケードをはって、人を寄せ付けないのです。

17 手のひらを自分に向けてバイバイするのはなぜですか？

小さい頃「バイバイして」と言われても、僕は自分の方に手のひらを向けて振っていました。

体操やダンスなども、どんなに簡単な振り付けもできませんでした。

それは、真似をすることが難しかったからです。とにかく自分の体の部分がよく分かっていないので、自分の目で見て確かめられる部分を動かすことが、僕たちの最初にできる模倣なのです。

手のひらを振り、バイバイしているのに向きが逆だと言われ、僕は意味が分かりませんでした。

ある日、全身がうつる鏡を見て、手のひらだけが自分の方を向いていることに、僕は気づいたのです。

short story

ずるっと滑った

「みんなの中で、一番足が速いのは私よ」

ピョコピョコ、ウサギが言いました。

「大昔に勝負して、僕だって決まったはずでしょ」

カメが、不機嫌そうに答えます。

「そんなこと、どうでもいいよ」

他の動物たちは、気にしていません。

それでもウサギはどうしても、もう一回競走したいと言い張ります。

カメは仕方なく、スタートラインに立ちました。ウサギとカメの競走です。

「ヨーイ、ドン」

ウサギは猛烈に走り出しました。

カメは、ずるっと滑って、ひっくり返ってしまいました。

みんながカメを心配してかけよりました。

「大丈夫？」

「帰って休んだ方がいいよ」

カメは、みんなに抱きかかえられて、家に帰りました。

ウサギがたどり着いたゴールには、誰もいませんでした。

18　ものすごくハイテンションになるのは嬉しい時ですか？

理由が見当たらないのにけらけら笑い出したり、ひとりで大騒ぎしたりすることがあります。

何がそんなに楽しいの？　とみなさんは思うでしょう。

そんな時僕たちは、頭の中で想像しているのです。正確に言うと、僕たちが想像していると言うより、色んな場面が突然頭の中にひらめくのです。それは、自分にとって、とても楽しい思い出だったり、本の中の1ページだったりします。

みんなには分からないかも知れませんが、思い出し笑いの強烈なものと思ってください。

19　フラッシュバックはどんな感じですか？

いつ、どこで、誰と何をしたということは、その時のことは覚えているのですが、全部がバラバラでつながらないのです。

僕たちが困っているのは、このバラバラの記憶が、ついさっき起こったことのように、頭の中で再現されることです。再現されると、突然の嵐のように、その時の気持ちが思い出されます。これがフラッシュバックです。

楽しかったこともあったはずなのに、フラッシュバックで思い出すことは、いやな思い出ばかりです。すると僕は急に苦しくなり、泣き出したりパニックになったりします。

ずっと昔に起こって、もう終わってしまったことなのに、どうすることもできなかった気持ちが、あふれてあふれて抑えられなくなるのです。

その時には泣かせて下さい。

泣いて泣いて心を軽くすれば、僕らはまた、立ち直ることができます。うるさくて迷惑かも知れませんが、僕らの気持ちに共感して側にいて欲しいのです。

20　少しの失敗でもいやですか？

僕は、何か失敗すると頭の中が真っ暗になります。

泣いてわめいて大騒ぎ、何も考えられなくなってしまうのです。それがどんなほんのささいな失敗でも、僕には天地がひっくり返るほどの重大な出来事なのです。

例えば、コップに水を注ぐ時に、少しでも水がこぼれることさえ、僕は我慢ができません。

人から見れば、なぜそんなにも悲しいのか理解できないと思います。自分でも、たいした失敗ではないと分かっています。しかし、感情を抑えることが難しいのです。

失敗すると、まず津波のように、僕の頭の中で失敗した事実が押し寄せて来ます。

次に、津波で木や家が倒されるみたいに、僕自身がそのショックで崩されてしまうのです。していいことや悪いことも、その時には分からなくなります。とにかく早くこの状態から逃げ出さなければ、僕は溺《おぼ》れ死んでしまうからです。逃げ出すために、いろんな手段を取ります。泣いてわめくだけではなく、物を投げたり人をたたいたり……

しばらくして、ようやく落ち着きを取り戻した時、僕は我に返ります。気がつけば、津波はどこにも起こってなくて、僕が暴れた跡《あと》だけが残っているのです。

それを知った時、いつも僕は自己嫌悪に陥ります。

21　どうして言われてもすぐにやらないのですか？

したいことも、しなければならないことも、すぐに行動できないことがあります。やりたくない訳ではないのです。気持ちの折り合いがつかないのです。

何かひとつのことをやるにしても、僕は、みんなのようにスムーズに物事に取り掛かることができません。

気持ちに折り合いをつけるということは、どんな作業か説明します。

まず、何をやるのか考えます。

次に、自分がそれをどうやるのかイメージします。

そして最後に、自分で自分を励ますのです。

この作業が上手《うま》くいくかどうかで、スムーズに行動できるか、できないかが決まってきます。

自分がやりたくても、やれない時もあります。体がいうことをきいてくれない時です。体がどこか悪いのではありません。なのに、まるで魂以外は別の人間の体のように、自分の思い通りにはならないのです。それは、みんなには想像できないほどの苦しみです。

僕たちは、見かけではわからないかも知れませんが、自分の体を自分のものだと自覚したことがありません。

いつもこの体を持て余し、気持ちの折り合いの中で、もがき苦しんでいるのです。

22　何かをやらされることは嫌いですか？

ずっと、僕たちを見ていて欲しいのです。見ていてというのは、教えることをあきらめないで下さいということです。どうして見ていてという表現を使ったかというと、見ていてくれるだけでも、僕たちは強くなれるからです。

僕たちは見た目では、言っていることを理解しているのかいないのかも分からないし、何度同じことを教えてもできません。

そんな僕たちですが、頑張りたい気持ちはみんなと同じなのです。だめだとあきらめられると、とても悲しいです。

僕たちは、自分ひとりでは、どうやればみんなのようにできるのか全く分かりません。

どうか、僕たちが努力するのを最後まで手伝って下さい。

23　何が一番辛《つら》いですか？

みんなは気づいていません。僕たちが、どんなに辛い気持ちでいるのか。僕たちの面倒をみるのは「とても大変なのよ」と、周りにいる人は言うかも知れません。

けれども、僕たちのように、いつもいつも人に迷惑をかけてばかりで誰の役にも立てない人間が、どんなに辛くて悲しいのか、みんなは想像もできないと思います。

何かしでかすたびに謝ることもできず、怒られたり笑われたりして、自分がいやになって絶望することも何度もあります。

僕たちは、何のために人としてこの世に生まれたのだろうと、疑問を抱かずにはいられません。

側にいてくれる人は、どうか僕たちのことで悩まないで下さい。自分の存在そのものを否定されているようで、生きる気力が無くなってしまうからです。

僕たちが一番辛いのは、自分のせいで悲しんでいる人がいることです。

自分が辛いのは我慢できます。しかし、自分がいることで周りを不幸にしていることには、僕たちは耐えられないのです。

24　自閉症の人は普通の人になりたいですか？

僕らがもし、普通になれるとしたら、どうするでしょうか。

きっと、親や先生や周りの人たちは大喜びで、「普通に戻してもらいたい」と言うでしょう。

ずっと「僕も普通の人になりたい」そう願っていました。障害者として生きるのが辛くて悲しくて、みんなのように生きていけたらどんなにすばらしいだろう、と思っていたからです。

でも今なら、もし自閉症が治る薬が開発されたとしても、僕はこのままの自分を選ぶかも知れません。

どうしてこんな風に思えるようになったのでしょう。

ひと言でいうなら、障害のある無しにかかわらず人は努力しなければいけないし、努力の結果幸せになれることが分かったからです。

僕たちは、自閉症でいることが普通なので、普通がどんなものか本当は分かっていません。

自分を好きになれるのなら、普通でも自閉症でもどちらでもいいのです。

ちょっと言わせて

飛行機が好き

北海道に家族旅行した時のことです。

飛行機に久しぶりに乗りました。

前に乗った時は、小さかったので気づかなかったのですが、僕は離陸時にかかる体への重力が、とても心地よかったのに驚きました。

そこでこんな話を考えました。

そこは、小さくて静かな緑色の星でした。

自閉人「ここが僕の星なのさ」

地球人「何だか体が重くない？　手足におもりがついてるみたい」

自閉人「君の星では、僕はいつも宇宙遊泳している感覚なのさ」

地球人　「なるほど、よくわかるよ」

なんて会話ができる、自閉症にぴったりな重力の星があれば、僕たちはもっと楽に動けるのに……

第三章

感覚の違いについて

ちょっと不思議な感じ方。
なにが違うの？

25　跳びはねるのはなぜですか？

僕が、ピョンピョン手を叩《たた》きながら跳びはねる時、一体どんな気持ちだと思いますか？

すごく興奮しているから、何にもわかってないと思われているでしょう。

僕は跳びはねている時、気持ちは空に向かっています。空に吸い込まれてしまいたい思いが、僕の心を揺さぶるのです。

跳んでいる自分の足、叩いている時の手など、自分の体の部分がよく分かるから気持ち良いことも、跳びはねる理由のひとつですが、最近もうひとつわかったことがあります。

それは、体が悲しいことや嬉《うれ》しいことに反応することです。

何か起こった瞬間、僕は雷に打たれた人のように体が硬直します。硬直は、体が硬くなることではありません。自分の思い通りに動かなくなることです。縛られた縄を振りほどくように、ピョンピョン跳びはねるのです。跳べば、体が軽くなります。空に向かって体が揺れ動くのは、そのまま鳥になって、どこか遠くへ飛んで行きたい気持ちになるからだと思います。

自分に縛られ、他人に縛られ、僕たちは籠《かご》の中の鳥のように、ピーピー鳴いてバタバタと跳びはねるしかありません。

どこか遠くの青い空の下で、僕は思いっきり羽ばたきたいのです。

26　空中に字を書くのはなぜですか？

僕たちは、よく空中に字を書いています。

何か伝えたいの？

何か考えているの？

と思われるでしょう。

僕の場合は、覚えたいことを確認するために書いているのです。書きながら見た物を思い出します。それは、場面ではなく文字や記号です。文字や記号は、僕の大切な友達なのです。なぜ友達なのかというと、いつまでも僕の記憶の中で変わらないからです。

寂しい時、嬉しい時、人が歌を口ずさむように、僕たちは文字を思い出すのです。

文字を書いている間は、何もかも忘れることができます。そして、文字と一緒の僕は、ひとりではないのです。

僕たちにとって文字や記号は、聞くだけよりも分かりやすく、いつでも思い起こすことができるからです。

27 自閉症の人はどうして耳をふさぐのですか？　うるさいときにふさぐのですか？

人が気にならない音が気になるのです。

問題はその、気になるという感じが、みんなには分からないことなのだと思います。

音がうるさいというのとは、少し違います。

気になる音を聞き続けたら、自分が今どこにいるのか分からなくなる感じなのです。その時には地面が揺れて、周りの景色が自分を襲って来るような恐怖があります。だから耳をふさぐのは、自分を守るためにする行動で、自分のいる位置をはっきり知るためにやっているのだと思います。

気になる音は、人によって違います。

どうしたら耳をふさがなくてもすむのか、僕には分かりません。

僕も時々、耳をふさぐことがあります。

僕の場合は、ふさいでいる手をだんだんゆるめて、音に慣れていきました。その音に慣れることで、克服できる場合もあると思います。

大事なことは、気になる音を聞いても、自分は大丈夫だと思えることです。

す。

28　手や足の動きがぎこちないのはどうしてですか？

体操していると、先生から「肘《ひじ》を伸ばして」とか「膝《ひざ》を曲げて」と注意されます。

手足がいつもどうなっているのかが、僕にはよく分かりません。

僕にとっては、手も足もどこから付いているのか、どうやったら自分の思い通りに動くのか、まるで人魚の足のように実感の無いものなのです。

自閉症の子供が、人の手を使って物を取ろうとするのも、距離感が分かってないために、自分の手では、どれ位伸ばせばそれに届くのか、どうやればつかめるのかが、分からないからだと思います。実際に何度も経験すれば、できるようになります。

しかし、いまだに僕は人の足を踏んでも分からないし、人を押しのけても分かりません。触覚にも問題があるのかも知れません。

29　みんながしないことをするのはなぜですか？体の感覚が違うのですか？

どうして靴を履かないの？

どうしていつも半袖《はんそで》なの？

体の毛をそったり、抜いたり、痛くないの？

みんながしないことをするたび、誰もが不思議に思うことでしょう。

自閉症の人は、体の感覚が違うのでしょうか。そうするのが好きなのでしょうか。

たぶん、僕は両方とも違っているような気がします。

そうしなければどうにかなってしまいそうなくらい、その子は苦しいのです。

感覚が違うというのは、神経が正常に働かなくなっているということですが、神経は正常でも、その人の気持ちが、感覚の異常を引き起こしているのだと思います。誰でも苦しければ、自分で何とかしようと思います。

感覚がおかしいと錯覚するのは、苦しさのために自分がそう思い込んでいるせいだと思います。そこに神経が集中すると、体のエネルギーが一点に集まって、感覚に違和感を覚えるのではないでしょうか。

普通の人は気持ちが苦しくなると、人に聞いてもらったり、大騒ぎしたりします。

僕たちは、苦しさを人にわかってもらうことができません。パニックになっても、大抵見当違いのことを言われるか、泣きやむように言われるかのどちらかです。

苦しい心は、自分の体の中にため込むしかなく、感覚はどんどんおかしくなってしまうような気がします。

30　痛みに敏感だったり鈍感だったりするのはなぜですか？

自閉症の人の中には、髪や爪など痛いはずがないのに、切られると大騒ぎする人がいます。逆に見るからに痛そうな怪我をしているのに、平気な人もいます。

これは、神経の問題ではないと思います。

きっと心の痛みが、体に現れているのだと僕は思うのです。

記憶がよみがえることをフラッシュバックとも言いますが、僕たちの記憶には、はっきりとした順番がありません。髪や爪など痛いはずがないのに切られると大騒ぎする人は、悲しい記憶がその事と結びついているのでしょう。

散髪や爪切りは最初から嫌がっていたし、思い当たることがない、と言う人もいるでしょう。

僕たちの記憶は、一列に並んだ数字を拾っているわけではありません。ジグソーパズルのような記憶なのです。ひとつでも合わなければ全体がかみ合わず完成しないように、他のピースが入ってきたことで、今の記憶がバラバラに壊れてしまいます。体が痛いのではないのに、記憶のせいで僕たちは泣き叫ぶのです。

このこととは反対に、痛そうなのに平気そうな人の場合は、ずっと痛そうにしていられないのでしょう。

みんなには分からないと思いますが、僕たちは自分の気持ちを相手に伝えることが、とても大変なのです。

誰かに痛みを知ってもらうより、自分で終わったこととして処理する方が簡単です。

僕たちは、いつも人に頼っていないと生きられないと思われていますが、結構我慢強い所もあるのです。

31　偏食が激しいのはなぜですか？

自閉症の人の中には、決まったものしか食べられない人がいます。僕は、あまりそういうことはありませんが、食べられない人の気持ちは少し分かります。

1日3回、同じ食べるという行為を繰り返すわけですが、色々なメニューが苦痛なのかも知れません。

食品は味も色も形も、ひとつひとつが違います。普通はそれが楽しみなのですが、自閉症の人にとっては、自分で食べ物だと感じたもの以外は、食べてもおいしくありません。それは、まるで原っぱで、ままごとのご飯を食べさせられているように、つまらないものなのです。

どうしてそう思うのでしょう。

味覚に異常があると言えばそれまでですが、きっとたくさんの物をおいしいと感じるまで、普通の人より時間がかかるからではないでしょうか。

いつも食べられる物だけ食べていると、おとなしいかも知れません。しかし、栄養的にも人生の楽しみとしても、食事は大切なものです。

食べるということは、生きることです。

少しずつでもいいので、食べる練習はすべきだと思います。

32　物を見るときどこから見ますか？

僕らが見ているものは何でしょう。

それは、僕たちだけにしか分かりません。

僕は時々、こんなに美しい世界を、みんなは知らないなんてかわいそうだと思います。それほど僕たちの見ている世界は魅惑的で、すばらしいものなのです。

「誰だって、物を見るためについている目は同じでしょう」と思われるかも知れません。たぶん、見えているものは同じでも、見えるものを受け取る力が違うような気がします。

みんなは物を見るとき、まず全体を見て、部分を見ているように思います。しかし僕たちは、最初に部分が目にとびこんできます。その後、徐々に全体が分かるのです。

どの部分が最初に目に入るのかは、その時の状況で違います。色が鮮やかだったり、形が印象的だったりすると、それに目がいって、その部分一点に心が奪われて、何も考えられなくなるのです。

物は、すべて美しさを持っています。

僕たちは、その美しさを自分のことのように喜ぶことができるのです。どこに行っても何をしても、僕たちは一人ぼっちにはなりません。僕たちは、ひとりに見えるかも知れませんが、いつもたくさんの仲間と過ごしているのです。

33　衣服の調整は難しいですか？

暑い時や寒い時に、その気温にあった服装や衣類の調節をすることが、僕にはできません。自閉症の人で、いつも同じような服しか着ない人もいます。ただ服を選んだり、着たり脱いだりするだけなのにどうしてだろう、と思うでしょう。

僕たちには、よく分からないのです。

例えば、暑くて倒れそうでも、暑いことは分かりますが、服を脱げばいいということを忘れてしまいます。分からないのではなくて、忘れてしまうのです。今自分が着ている服がどんなものか、どうすれば涼しくなれるのかということを忘れるのです。

ハンカチで汗を拭《ふ》くくらいは、いつもやっていることなのでできますが、衣服の調整は、その時によって状況が違うので、よく分からなくなるのです。

僕は、いつも同じ服を着ていたい人の気持ちも分かります。服は自分の体の一部のような物なので、同じだと安心します。自分を守るためには、自分の力でできることをやらなければなりません。それが僕たちにとっては、体になじんでいる服を着ることなのです。

34　時間の感覚はありますか?

ずっと続いているのが時間です。だからこそ、はっきりとした区切りがなく、僕たちは戸惑ってしまうのです。

時間の感覚がずれていたり、つかめなかったりするのはどうしてかと、みなさんは思われるでしょう。

僕たちにとって時間は、例えば、行ったことのない国を想像するくらい難しいことなのです。

時間の経過は、紙にも書けません。

時計の変化で時間が経ったことは分かりますが、実感として感じることができないのが、僕たちには不安なのです。きっと、僕自身が自閉症なので、分かることなのだと思います。

僕たちは怖いのです。自分がこの先どうなるのか、何をしでかすのか、心配で心配でしょうがないのです。自分で自分をコントロールできる人には、この感覚は分からないでしょう。

僕たちの1秒は果てしなく長く、僕たちの24時間は一瞬で終わってしまうものなのです。

場面としての時間しか記憶に残らない僕たちには、1秒も24時間も、あまり違いはありません。

いつも次の一瞬、自分が何をしているのか、それが不安なのです。

35　睡眠障害はどうしておこるのでしょうか？

夜になっても、なかなか寝ない人がいます。

僕も小さい頃、夜遅くなっても眠れないことがありました。人間なのに、どうして夜になっても眠れないのか、僕は不思議でした。

今は眠れないことは、ほとんどありません。時期が来たら治るものなのかも知れません。

寝なくても本人は平気そうに見えますが、とても疲れています。

どうして睡眠障害が起こるのかは分かりませんが、寝ない時期が続いても、叱らないでそっと見守って下さい。

夏の気分

僕たちは、おかしいほどいつも、そわそわしています。一年中まるで夏の気分なのです。人は何もしない時には、じっとしているのに、僕たちは学校に遅刻しそうな子供のように、どんな時も急いでいます。

まるで、急がないと夏が終わってしまう蟬のようなものです。

ミンミン、ジージー、カナカナと泣きたいだけ泣いて、騒ぎたいだけ騒いで、僕たちは時間と戦い続けます。

秋になる頃、蟬の一生は終わりますが、人間の僕たちには、まだまだ時間は残っています。

時間の流れに乗れない僕たちは、いつも不安なのです。太陽が昇って沈むまで、ずっと泣き続けるしかないのです。

第四章

興味・関心について

好き嫌いってあるのかな？

36　色んな物を回しているのはなぜですか？

自分がくるくる回るのが好きだし、何でもかんでも回しては喜んでいます。回っているもののどこが楽しいのか分かりますか？

普通の景色は回転しません。

回転するものは、とても刺激的です。

僕たちから言わせると、それは見ているだけで、どこまでも続く永遠の幸せのようなものです。

見ている間、回転するものは規則正しく動き、何を回してもその様子は変わりません。

変わらないことが心地よいのです。

それが美しいのです。

37　手のひらをひらひらさせるのはなぜですか？

これは、光を気持ち良く目の中に取り込むためです。

僕たちの見ている光は、月の光のようにやわらかく優しいものです。そのままだと、直線的に光が目の中に飛び込んで来るので、あまりに光の粒が見え過ぎて目が痛くなるのです。

でも、光を見ないわけにはいきません。光は、僕たちの涙を消してくれるからです。

光を見ていると、僕たちはとても幸せなのです。たぶん、降り注ぐ光の分子が大好きなのでしょう。

分子が僕たちを慰めてくれます。それは、理屈では説明できません。

38　ミニカーやブロックを一列に並べるのはなぜですか？

並ぶことは愉快です。

水などが流れ続けることも快感です。

みんなは、何かに見立てて『ごっこ遊び』などしますが、それのどこが面白いのか僕には分かりません。

こりごりだというくらい、順番や並べ方が気になります。

僕たちは、線や面（パズルなど）が大好きです。それで遊んでいると、頭の中がすっきりするのです。

39　どうして水の中が好きなのですか？

僕らは帰りたいのです。ずっとずっと昔に。人がまだ存在しなかった大昔に。

自閉症の人たちは、僕と同じように、そう考えていると思います。

生物が生まれて進化して、なぜ陸に上がって来たのか、人になって時間に追われる生活をどうして選んだのか、僕には分かりません。

水の中にいれば、静かで自由で幸せです。

誰からも干渉されず、そこには自分が望むだけの時間があるのです。

じっとしていても、動いていても、水の中なら時間が一定の間隔で流れているのがよく分かります。

僕たちには、いつも目や耳からの刺激が多すぎて、1秒がどれだけで、1時間がどれだけなのか見当もつきません。

自閉症の人には自由がないのです。

なぜなら、僕たちは原始の感覚を残したまま生まれた人間だからです。

僕たちは時間の流れにのれず、言葉も通じず、ただひたすらこの体に振り回されているのです。

ずっとずっと昔に帰れたなら、きっと今のみんなのように生きられるでしょう。

40　テレビのコマーシャルを好きなのですか？

好きかと聞かれると困ります。なぜなら、よく分からないからです。

みんなは、僕たちが口に出せば好きだと思うみたいですが、そんなことはないのです。

コマーシャルをよく覚えているのは、繰り返し見ているからだし、コマーシャルが流れるとテレビの前にとんでいくのは、自分の知っているものが映っているのが嬉《うれ》しいからです。

どうして、みなさんはコマーシャルに興味がないのですか？

あんなに何度も繰り返し見せられると、まるで友達が遊びに来てくれたような感覚になりませんか？

僕は、コマーシャルは好きではありませんが、知っているものがテレビに映ると興奮します。なぜなら、コマーシャルの内容がよく分かっているし、すぐに終わるので安心して見ていられるからです。

それを見ている姿が楽しそうに見えるのは、僕たちがいつも不安定で、無表情だからでしょう。

コマーシャルを見ている時、僕たちの素顔がのぞけると思います。

41　どんなテレビ番組が好きですか？

僕は『おかあさんといっしょ』というテレビ番組が、今でも大好きです。大きくなってもそんな幼児番組を見ているなんて、やっぱり幼いのだと思われるかも知れません。

でも、それは違うと思います。

僕たちは、ある意味では確かに、小さい子供と一緒です。優しいもの、かわいらしいもの、美しいものが大好きです。ストーリーも単純で分かりやすい方が、予測がつきやすく安心して楽しめます。くり返しも多いので、知っている場面が出て来ると、嬉しくなって、はしゃいでしまうのです。

繰り返しは、とても楽しいです。

なぜだと聞かれると、僕はこう答えます。

「知らない土地で、知っている人に会っておしゃべりすると、すごくほっとするでしょ」

争いごとや、かけ引きや、批判は苦手です。

自分がその立場になったら、何もできないからです。

short story

どこかで聞いた話

女の子は、赤い靴を履いていました。

「きっと、死ぬまで踊り続けるよ」

誰もが、そう思いました。

たぶん女の子も、同じことを思っていたでしょう。

ある日、みんなが寝静まった頃、女の子は踊り出しました。

くるくる　くるくる　とんとんとん
すきっぷ　すきっぷ　るんるんるん
たんたん　たたたん　たららら

なんて楽しいのでしょう。

なんて嬉しいのでしょう。

女の子は幸せでした。

そして、一週間が経ちました。

（あと、どの位踊っていられるの）

もう死にそうなのに、女の子は踊り続けることだけを願っていました。


8日目、女の子の前に、素敵な男の子が現れました。

男の子は言いました。

「僕と一緒に踊ろうよ」

女の子は、踊ることをやめました。

男の子に言いました。

「踊ることより、もっと大切なものを見つけたわ」

そして、ふたりは小さな家で、ずっと幸せに暮らしました。

42　電車の時刻表やカレンダーをどうして覚えるのですか？

それは楽しいからです。

僕たちは数字が好きなのです。

数字は決まっているので、例えば1は、1以外の何も表していません。単純明快が心地いいのです。

時刻表やカレンダーは誰が見ても同じだし、決まったルールの中で表されているのが分かりやすいのです。

好きなことは、まるで向こうから僕の頭の中に入り込んでくるような感じで記憶できます。

僕たちにとっては、目に見えない人間関係やあいまいな表現は、とても理解するのが大変です。

僕は、簡単に文章を書いているように思われるかも知れませんが、そんなことはありません。いつも自分の感覚が、普通の人とずれていないか気にしています。そして、テレビや本や周りにいる人の会話などを聞きながら、こんなときは、どんな感じ方をするのかなど学んでいます。自分の中で覚えたら忘れないように、すぐに同じような場面を設定した短い物語を、頭の中で作っているのです。

43　長い文章を読んだり勉強したりするのは嫌いですか？

嫌いではありません。少なくとも僕は、いつも勉強したいと思っているし、色々なことを学びたいのです。

困るのは、その気持ちを分かってもらえないことです。

長い文章が嫌なのではなく、読むだけの根気がないのです。すぐに疲れたり、何を書いているのか分からなくなったりするのです。簡単な絵本なら、そんなに苦労しなくても読むことができます。だから僕は、自分で読む時には絵本を読みます。絵本は分かりやすいうえ、想像力をかきたてます。何度読んでもあきません。

僕は色々なことを学んで、成長したいのです。

僕と同じように思っている人は、他にもいると思います。

僕たちにとっての問題は、自分だけでは勉強できないということです。

僕たちがみんなのように勉強できるようになるためには、時間と工夫が必要です。

僕たちの勉強を手伝ってくれる人は、僕たち以上に忍耐力がいります。その上、どう見ても勉強好きには見えない僕たちの、本当の気持ちを理解できないといけません。

僕たちだって成長したいのです。

44　走る競争をするのが嫌いなのですか？

嫌いではないのですが、意識すると速く走れなくなってしまうのです。

みんなで一緒に楽しく走るのなら、風と仲良くなることができ、僕はいくらでも走れます。

逃げ足が速いと言われるのも、追いかけられると相手と自分との間隔が縮まるのが、おかしかったり怖かったりするので、つい逃げ続けてしまうのです。

意識すると走れなくなるのは、緊張するからではありません。

速く走ることを意識すると、手や足をどう動かせば速く走れるのかということを考えてしまいます。考え始めたとたん、体の動きが止まってしまうのです。

速く走れないもうひとつの理由は、人に勝つことの喜びがよく分からないことです。

みんながそれぞれ自分の力を出し切ることは、とてもすばらしいと思います。

それで順位が決まることは理解できますが、それと人に勝つということは、別のことのような気がするのです。だから、運動会などでは楽しい気持ちの方が先になり、僕はいつも、るんるん野原をスキップするように走ってしまうのです。

45 お散歩が好きなのはなぜですか？

散歩が好きな自閉症の人は多いと思います。

それはなぜだと思いますか？

気持ちが良いから。

外が楽しいから。

もちろん、それもあります。

だけど一番の理由は、緑が好きだからだと、僕は思うのです。

何だそんなこと、と思われるかも知れません。

けれども、この緑が好きという感じは、みんなの感覚とは、ずれています。

みんなが緑を見て思うことは、緑色の木や草花を見て、その美しさに感動するということだと思います。しかし、僕たちの緑は、自分の命と同じくらい大切なものなのです。

なぜなら、緑を見ていると障害者の自分も、この地球に生きていて良いのだという気にさせてくれます。緑と一緒にいるだけで、体中から元気がわいて来るのです。

人にどれだけ否定されても、緑はぎゅっと僕たちの心を抱きしめてくれます。目で見る緑は、草や木の命です。命の色が緑なのです。

だから僕らは、緑の見える散歩が大好きなのです。

46　自由時間は楽しいですか？

あなたは、自由な時何をしていますか？

僕たちにとって自由というのは、とても不自由な時間なのです。

「好きなことをしてもいいよ」

と言われたとします。けれども、好きなことと言われても、何をしたらいいのかを探すのが大変です。そこに、いつも使っているおもちゃや本などあれば、それで遊びます。でも、それは自分の好きなことではなくて、できることなのです。いつものおもちゃや本で遊んでいると、やることが分かっているから、とても安心です。それを見て、みんなは（これがしたいんだ）と思うのです。

けれど、僕の本当にしたいことは、難しい本を読むことだったり、ひとつの問題について議論したりすることなのです。

僕たちは誤解されています。

その誤解が苦しくて悲しいのです。

僕たちは、本当の自分を何とか分かってもらおうと、ありとあらゆる手段をとるでしょう。自分を抑えられず、パニックになることもあります。

どうか、僕たちの本当の姿に気づいてください。

47 自閉症の人の楽しみを ひとつ教えてくれますか？

僕らは、みんなに分からない楽しみを持っています。それは、自然と遊ぶことです。

人とかかわることが苦手なのは、相手が自分のことをどう思っているのだろうとか、何を答えたらいいのだろうとか、考え過ぎてしまうからです。

自然は、いつでも僕たちを優しく包んでくれます。

きらきらしたり、さわさわしたり、ぶくぶくしたり、さらさらします。

見ているだけで吸い込まれそうで、その瞬間、僕は自分の体が生まれる前の小さな分子になって、自然の中にとけていくような感覚に襲われます。とてもいい気持ちで、自分が人だということも、障害者だということも忘れてしまうのです。

自然は、僕がすごく怒っている時は、僕の心を落ちつかせてくれるし、僕が嬉《うれ》しい時には、僕と一緒に笑ってくれます。

自然は友達にはなれない、とみんなは思うかも知れません。しかし、人間だって動物なのです。僕らの心の奥底で、原始の時代の感覚が残っているのかも知れません。

自然を友達だと思う心を、僕はいつまでも大切にしたいのです。

大仏様

どこかに行った時に、思い当たる理由もないのに、泣きだす人を見たことがありませんか。

その人が話せないだけで、泣いている理由はあるのです。

中でも意外だと思われるのが、嬉しくて泣いていることです。

僕もこの間、家族で鎌倉《かまくら》に行った際、大仏を見たとたん、感動して泣き出してしまいました。

大仏様の威厳のあるすばらしさと共に、歴史の重さや人々の思いなどが、一度に僕の心に押し寄せて来て、僕は涙が止まらなかったのです。

大仏様は、僕に『人は、誰でも苦しみながら生きていくものだから、決して逃げてはいけないよ』と教えてくださっているようでした。

僕は、誰でも感動する心を持っていると思います。泣いていることが、すべて悲しかったり、いやだったりすることではありません。それを知って欲しいのです。

第五章

活動について

どうしてそんなことするの？

48　すぐにどこかに行ってしまうのはなぜですか？

僕の心は、いつも揺れ動いています。

どこに行きたいわけでもないのに、目についた場所に飛んで行きたくなる気持ちをおさえられません。

周りの人に怒られて自分でも嫌になるのですが、どうやったらやめられるのか分かりません。

行きたくて動いているのではないのです。そうすれば、気持ちがいい訳でもありません。まるで、タイムスリップしたみたいに、いつの間にか体が動いてしまうのです。

誰かが止めても、何が起こっても、その時には悪魔が自分にとりついたかのように、自分が自分でなくなります。

どこに解決策があるのでしょう。

今も僕は、その衝動と戦っています。

以前に比べると、少しずつ良くはなっているようです。

有効な解決策はありませんが、マラソンや歩くことは体がすっきりします。すっきりすると、自分の体の位置（重力を感じる）が自覚でき、落ち着けるような感じがします。

49　すぐに迷子になってしまうのはなぜですか？

興味のあるものを見ると、すぐに飛んで行ってしまうことはお話ししましたが、僕たちが迷子になるのは別の理由があります。

それは、自分がどこにいればいいのかということが、よく分からないからだと思います。人について行けばいいとか、手を離さなければいいとか思われるでしょう。

しかし、そんなことも聞かず、僕らは迷子になってしまうのです。

理由をひと言でいうのなら、その場所の居心地が悪いからです。自分が安心できる場所を見つけようと、無意識のうちにふらふらと歩いたり、びゅーんと走って行ったりしてしまいます。その時には、自分がどうなるのかなど考えもしません。とにかく、自分の居場所を探さなければ、自分はこの世界でひとりぼっちになってしまうような錯覚に陥《おちい》るのです。そして迷子になって、もとの場所や人の所に引き戻されても、不安な気持ちは消えません。

僕たちの理想の居場所がどこだか、とても探せないでしょう。なぜなら、そこは森の奥深くか、深海の底にしかないのを、僕は知っているからです。

50　どうして家を出て行くのですか？

僕は幼稚園のころ、勝手に家を出てしまい警察に保護されたことがあります。その頃は、何度も自分から家を飛び出していました。どうしてそんなことをしていたのか、今振り返ってみると、思い当たることがいくつかあります。

家を出てしまう理由は、外に出たいなど、何か目的があって飛び出すわけではありません。上手《うま》く言えませんが、何かに誘われるように体が動いてしまうのです。

その時には怖いとか、不安な気持ちは全然ありません。とにかく、外に出なければ、自分が自分でなくなるのです。なぜだか分からないけれど、どこまでも行かなければならないのです。戻ることは許されません。なぜなら、道には終わりがないからです。

道が僕らを誘うのです。

それは、とても理屈では説明できません。

誰かが連れ戻してくれて初めて、自分のやったことに気づきます。そして驚くのです。

僕は、車にひかれそうになって、その恐怖が記憶に強く残り、家をひとりで出て行くことはなくなりました。

何かのきっかけでやめることができると思いますが、その時期には、目を離さないようにしてあげて欲しいのです。

51　なぜくり返し同じことをやるのですか？

自閉症の人が繰り返しを好きなのは、自分のやっていることが好きだとか、楽しいからではないのです。

まるで、何かにとりつかれたかのような態度に、驚く人もいると思います。すごく好きでも、普通あんなに繰り返せるものではありません。僕らは繰り返すことを、自分の意志でやっているわけではないのです。

たぶん、脳がそう命令するのです。

それをやっている間は、とても気持ち良く、すごく安心できます。

だから、僕らから見れば自分の気持ちに正直で、何にでも取り組める普通の人が、とても羨《うらや》ましいのです。

自分の気持ちとは関係なく、いつも脳は、いろんなことを僕に要求します。

僕がそれに従わないのならば、まるで地獄に突き落とされそうな恐怖と、戦わなければならないのです。

生きること自体が、僕たちにとっては戦いなのです。

52　何度注意されても分からないのですか？

してはいけないことなのに、何度注意されても同じことを繰り返してしまいます。してはいけないということは理解できても、なぜか繰り返してしまうのです。『自分が何かしでかす↓何か起こる↓誰かに注意される』この場面が、自分が行動を起こしたことによって成り立つ原因と結果の一場面となって、強く頭の中に記憶されてしまいます。

やってはいけないという理性よりも、その場面を再現したい気持ちの方が大きくなって、つい同じことをやってしまうのです。

すると、頭の中が一瞬、まるで感電したようにびりっとします。その感覚はとても気持ちのいいもので、他では同じような快感は得られません（しいてあげるのなら、ビデオで同じ場面を繰り返し再生することでしょうか）。

けれども、悪いことはしてはいけないのです。これを理性として、どうなおしていくのかが大きな問題です。

僕も何とかなおそうとしていますが、そのためのエネルギーは、かなりのものです。我慢することは、苦しくて苦しくて大変です。その時に必要なのが、周りにいる人の忍耐強い指導と愛情でしょう。

僕たちの気持ちに共感してくれながら、僕たちを止めて欲しいのです。

53　どうしてこだわるのですか？

僕たちだって好きでやっているわけではないのですが、やらないと、いてもたってもいられないのです。

自分がこだわっていることをやると、少しだけ落ち着きます。こだわりをみんなに注意されたり、やめさせられたりするたび、僕はとても情けなくなります。こだわりなんてやりたくないのに、やってしまう自分がいやなのです。

もし、人に迷惑をかけるこだわりをやっているのなら、何とかしてすぐにやめさせて下さい。人に迷惑をかけて一番悩んでいるのは、自閉症の本人自身なのですから。

たとえその時、やっている本人が笑っていたり、ふざけていたりしていても、心の中では傷ついているのです。自分の体でありながら、こだわりをやめることもできない僕たちには、どうしようもありません。

逆に、こだわりが人の迷惑にならないのであれば、そっと見守って下さい。

そのこだわりが永遠に続くことはありません。あんなにやめられなかったのにどうしてと思うほど、ある日突然しなくなります。きっかけは脳が終了のサインを出すからだと思います。終了のサインは、まるでお菓子を一袋食べてしまった後のように、こだわる必要が何もなくなることです。

サインが出れば僕はもう、昨日見た夢を全て忘れてしまった人のように、こだわりから解放されるのです。

問題は、人に迷惑をかけるこだわりの場合、どうやってそれをやめさせるかです。

周りにいる人は、こだわりは必ずやめられるからという強い信念を持って、こだわりに立ち向かって下さい。

こだわりをやめさせられると、初めは苦しくて大騒ぎしますが、やがて少しずつ慣れていきます。

それまで、僕たちと一緒に頑張って欲しいのです。

short story

カラスとハト

黒いカラスは、カラスなぜ鳴くの〜で始まる『七つの子』の歌が大好きでした。

なぜなら、カラスは物語の中では、いつもいじわるで、みんなに嫌われる悪い役だったからです。黒いカラスは、どうして僕らはいつも悪者なのだろう、と思い悩んでいたのです。

そんなある日、道に迷った一羽の白いハトが、黒いカラスと出会いました。

「この道は、どこにつながっているの？」

うつむいている白いハトは、どこか寂しげです。

黒いカラスは、白いハトの様子が気になりました。

「どうかしたの？」

白いハトは、今にも泣き出しそうに言いました。

「ずっと、幸せになるための道を探しているのに見つからないんだ。僕は平和の鳥なのに……」

黒いカラスは驚きました。

こんなにきれいでみんなに愛されている白いハトにも、深い悩みがあったからです。

黒いカラスは言いました。

「この道は、今来た道とつながっているんだよ」

白いハトは、思いがけない言葉にびっくりしました。そして、やがてにっこりしました。

「僕が探していたのは、今来た道だったんだね」

白いハトは、元気に青い空へ飛び立って行きました。

黒いカラスは、顔を上げました。

青い空に勢いよく羽ばたきました。

白いハトと同じくらい、黒いカラスにも青い空が似合っていました。

54　合図がないと動かないのはなぜですか？

自閉症の人が何か行動するとき、言葉の合図が無ければ次の行動に移れないことがあります。

例えば、誰かに「ジュース飲む」と言って「どうぞ」と言われなければ、いつまでも飲まなかったり、「洗濯物を干す」と言って「いいよ」と言われなければ、洗濯物を干すことができなかったりします。

それがなぜなのか僕にも分かりません。分からないけれど、僕もそうなのです。次にやることが分かっているのだから、自分で判断すればいいと思うでしょう。僕もそう思います。

けれども、実際はそれがとても難しいのです。

信号が青にならなければ横断歩道を渡れないように、合図が無ければ僕たちの脳に、次の行動のスイッチが入らないのです。それをやぶって行動することは、自分がどうにかなってしまいそうなくらいの恐怖があります。

けれども、その苦しさを乗り越えれば、合図が無くても行動できることに、少しずつ慣れていきます。乗り越えることは、自分だけではできません。見ていて分かるように、僕たちはそのたびに大騒ぎします。泣いて叫んで叩《たた》いて壊して、僕たちは抵抗するでしょう。

けれども、あきらめないで欲しいのです。僕たちと一緒に戦って下さい。一番困っているのは僕たち自身で、僕たちこそ、この鎖から解放されたいと思っているのですから。

55　いつも動いているのはなぜですか？

僕は、いつも体が動いてしまいます。じっとしていられません。じっとしていると、まるで体から魂が抜け落ちてしまうような気がするのです。不安で怖くていたたまれないのです。

僕はいつでも出口を探しているのです。

どこかに行ってしまいたいのにどこにも行けなくて、いつも自分の体の中でもがき苦しんでいます。

じっとしていると、本当に自分はこの体に閉じ込められていることを実感させられます。とにかく、いつも動いていれば落ち着くのです。

誰でも、僕らが動いていると「落ち着きなさい」と言います。でも、動いていた方が安心できる僕にとっては、落ち着きなさいという言葉の意味が、なかなか分かりませんでした。

動いてはいけない時があることは、僕にも分かるようになりました。動かないことができるためには、少しずつ練習するしかないのです。

56 視覚的なスケジュール表は必要ですか？

予定は予定であって決定ではないと分かっていますが、一度決まったことが守られないのが納得できないのです。僕は、変更も仕方がないと分かっています。それでも、脳が僕に『それはダメだ』と命令するのです。だから僕自身は、あまり時間やスケジュールを視覚的に表示することは、好きではありません。

それで落ち着くように見えても、実際はしばられているだけで、本人は全ての行動を決められているロボットみたいだと思うのです。

これは、スケジュールや時間に関して、視覚的に表示しない方がいいということで、予定は前もって話してもらった方が良いのです。

視覚的に示されると、強く記憶に残りすぎて、そのことに自分を合わせることだけに意識が集中してしまい、変更になるとパニックになってしまいます。

変更したことを再度視覚的に表示すればいいのでは、と言う人もいるでしょう。

それは違います。

スケジュール自体を絵などで表示しないで下さい、ということなのです。

なぜかというと、やる内容と時間が記憶に強く残りすぎて、今やっていることが、スケジュールの時間通りに行なわれているのかどうかが、ずっと気になるからです。僕も気になって時間を確認しすぎたり、やっていることが楽しめなかったりします。

聞くだけだと、よく分かっていないように見られます。何度も同じことを質問するかも知れませんが、そのうち慣れて、聞く回数も減ってきます。

時間がかかることですが、僕はその方が、本人にとっては楽だと思うのです。

もちろん、手順や物についての説明、作り方などは、視覚的に絵や写真などを使って教えてもらった方が助かります。でも、修学旅行や校外学習などは、あまり現地の写真を見せられると楽しみが減ってしまいます。

57 どうしてパニックになるのですか？

僕たちがどうしてパニックになるのか、みんなには分からないと思います。

パニックになる原因には、さまざまなことが考えられますが、環境を整えたり、本人にとって不快なことを取り除いたりしても、パニックになることもあるのです。

みんなが僕たちを誤解していることのひとつに、僕たちは、みんなのような複雑な感情は無い、と思われていることです。目に見える行動が幼いので、心の中も同じだろうと思われるのです。

僕たちだって、みんなと同じ思いを持っています。上手《うま》く話せない分、みんなよりもっと繊細かも知れません。

思い通りにならない体、伝えられない気持ちを抱え、いつも僕らはぎりぎりのところで生きているのです。

気が狂いそうになって、苦しくて苦しくてパニックになることもあります。そんな時には泣かせて下さい。側で優しく見守って下さい。苦しさのあまり自分が分からなくなり、自傷、他傷行為をするのをとめて下さい。

58 自閉症についてどう思いますか？

僕は、自閉症とはきっと、文明の支配を受けずに、自然のまま生まれてきた人たちなのだと思うのです。

これは僕の勝手な作り話ですが、人類は多くの命を殺し、地球を自分勝手に破壊してきました。人類自身がそのことに危機を感じ、自閉症の人たちをつくり出したのではないでしょうか。

僕たちは、人が持っている外見上のものは全て持っているのにも拘《かか》わらず、みんなとは何もかも違います。まるで、太古の昔からタイムスリップしてきたような人間なのです。

僕たちが存在するおかげで、世の中の人たちが、この地球にとっての大切な何かを思い出してくれたら、僕たちは何となく嬉《うれ》しいのです。

短編小説

側にいるから

自分をよく分かっている、と駿《しゅん》は思っていた。その自信が無くなったのは、あの日からだ。

みんなが見ている、僕の顔を。

夕方の空は、オレンジがかった雲に灰色の帯を巻きつけたような不気味な感じだった。

みんなはどうして僕を見るのだろう。

近所のスーパーマーケットから出た駿に、ひとりのおじさんが声をかけてきた。

「どうして君がここにいるんだ」

初めて会ったそのおじさんは、赤い帽子《ぼうし》を深くかぶり、冬だというのに白いTシャツに膝《ひざ》たけの黒の半ズボンという姿だ。

(知らない人に、ついて行ってはダメ)

駿は心の中でそうつぶやき、急いで家に向かってかけだした。

その時だ。駿がみんなの視線に気づいたのは。

みんなが僕を見ている。

最初は心配してくれているのかと思った。でも違う。そんな目じゃない。なんて言うか、驚いているのでもなく探しているのでもない。まるで僕の心を凍らせるような、そんな目だ。

駿はとにかく、逃げるように家に向かって走った。


「ただいま」

家にたどりついた駿は、ほっとした。家ではお母さんが、いつものように晩ご飯の用意をしている。駿は冷蔵庫のドアを開けて、中に入っているジュースを取り出しながらお母さんに声をかけた。

「あのさ、今日……」

駿の言葉が止まった。

そこには、お母さんが立っていた。エプロンをして、お鍋《なべ》を手に持ったお母さんが。

髪型も洋服も、駿が出かける前と同じお母さんが。

駿は動けなかった。

周りがスローモーションのようにゆっくり動くのを感じた。

ココカラニゲナクテハ。

「あの目だ」

駿が思ったのか、誰かに言われたのか。

動かない体に鞭《むち》を打つように、駿は「ワー」と、大声を上げながら、外に飛び出した。


どこをどう走ったのか、気がつくと駿は公園にいた。外は寒いのに体中汗まみれだ。駿はとにかく疲れていた。

(どうなってしまったのだろう)

自分の気持ちを落ち着かせるために、よく考えてみることにした。

(朝起きて学校に行って帰って来た。そこまでは何でもなかった。それから…

…)

思い出せない。その後、僕はどうしたのだろう。

ベンチでぼんやりしている駿の前を、冬の冷たい風が通り過ぎていく。

抜け落ちた記憶。

ドーナツのまん中の部分のように、駿の頭の中からその時の記憶が消えていた。

涙も出なかった。

(途方に暮れた時だって、人はこんなにも普通なんだ)

もう日も暮れかかっている。

どうにかしなければいけないという気持ちと、どうにでもなればいいという気持ちが入り混じった。

どれ位時間が経ったのだろう。気が付くと周りは真っ暗だった。駿は重い腰を上げた。

どこに行く当ても無く駿は歩き続けた。

みんな家の中にいるのか、通りには誰もいない。どんなに寂しくても、今は友達にも会いたくなかった。

(今頃家では、僕のことを心配しているのだろうか)

駿の足は、自然と家に向かっていた。


家の中は真っ暗だった。

お父さんも今日は仕事から早く帰って来るはずなのに、二人共どこへ行ったのだろう、と思いながらも、駿は少し安心していた。

(きっと僕を捜しに行ったんだ)

駿は考えてみた。別に誰かに何かをされたわけじゃない。いつもと違う目で見られただけだ。気を取り直した駿は、そのまま家の前で二人を待つことにした。

冬の夜空はとてもきれいだ。きらきらまたたく星は、だんだんと駿の心を落ち着かせてくれた。


近づく足音が聞こえてくる。きっとお父さんとお母さんだ。駿は駆け寄った。

「心配かけてごめんね。僕……」

二人の様子がおかしい。暗くて僕だと分からないのかな。駿はお母さんの腕をつかんだ。

……はずだった。でもそこにお母さんの腕は無かった。

（何なの、これは）

何かの間違いだ。駿は訳が分からなくなった。呆然《ぼうぜん》としている駿の前を、両親が通り過ぎていく。駿は、こんなことあるはずがない、と、心の中で繰り返しつぶやくだけだった。僕はどうなってしまったの。誰か助けて。駿はその場にうずくまった。

「ここにいたのか」

誰かの声がした。

顔を上げると、スーパーマーケットの前で出会った、あのおじさんが立っていた。おじさんは、優しい顔で駿を見ていた。

「もう大丈夫だよ。一緒に帰ろう」

おじさんは駿の手をとった。

駿はおじさんを見た。おじさんは、静かに言った。

「君はもう、この世の人ではないんだよ」

駿はおじさんが何を言っているのか、分からなかった。おじさんは続けた。

「君は自分が死んだことに気づかなかったんだ。君はさっきのスーパーマーケットに行く途中、信号無視の車にひかれたんだよ」

駿の頭の中に、その時のことがよみがえってきた。そうだ、よけようと思ったのに、恐くて動けなかった。そして車にはねられて、とんでもないことになってしまったと思ったんだ。でも気がついたら、元のスーパーマーケットの所にいて……駿の目から涙があふれてきた。

僕は死んだんだ。僕は死んだんだ。涙が止まらない。僕は死にたくなんかない。なんで僕が死ななきゃならないの。いやだ、いやだ、いやだよ。駿は泣いた、泣き続けた。


どれくらい時間が経ったのだろう。永遠に泣ける人はいない。駿もいつしか泣きやんだ。何も考えられない。

おじさんが言った。

「さあ、一緒に帰ろう」

帰ろう……どこへ？

「だって、僕の家はここだよ」

駿は急いで、窓から家の中をのぞいた。窓からリビングが見えた。

泣いている。お父さんも、お母さんも。気が狂ったように泣き叫んでいる。駿の目から、また涙があふれてきた。

(僕はどうしたらいいのだろう)


おじさんは駿をうながすと歩き出した。見えない糸にひかれるように、駿はおじさんについていった。おじさんは西の方角に向かってどんどん歩いていく。この先に何があるのか。死んでいるのに、死の恐怖が駿を襲った。

「これから、どこへ行くの」

小さな声で駿が言った。おじさんは駿の肩を抱いて、

「もちろん天国さ」

当たり前のように言う。

「僕、行ったことないんだけど……」

おじさんは大声で笑った。

「そりゃそうだ」


天国への道。

昔、僕が読んだ本の中にのっていたっけ。きれいな白い道が天まで続いていて、道のまわりには見たこともないような美しい花が咲いている。駿はそんなことを考えながら、おじさんと一緒に歩いていった。

三十分位たっただろうか。駿は天国への道って、こんな普通の道で本当にいいの、と思った。これじゃあ全然死んだ気にならない。

最初は絶望的な気分だった駿も、だんだんいつもの自分を取り戻していた。

「おじさん、あとどの位で天国につくの。僕もう疲れて死にそうなんだけど……」

おじさんが、プッと笑った。駿もつられてプッと笑った。

人間はどんな時にも笑えるもんだ。なんていったって、自分が死んでも笑えるんだから。駿はそんなことを考えながら、少し気が楽になっている自分に気づいた。


「やっと、笑ったな」

　おじさんが言った。

「天国への道は、ここから始まるのさ」

　おじさんの両手が静かに上へあがった。何か言っているようだけれども、駿には聞こえない。

　そう言えば、死んだらお星さまになるって誰かが教えてくれたっけ。きっと、お母さんだな。お母さんはいつだって、僕の味方だった。お父さんも僕とたくさん遊んでくれた。でも、もう一緒にキャッチボールもできない。駿は夜空を見上げながら、小さなため息をついた。

「さあ、そろそろ行くか」

　おじさんが言った。駿はまた恐くなった。

（僕は死ぬの。違う。死んでしまったんだけど、これからどうなるの。お母さん助けて……）

体中が震えだした。

駿の様子に気づいたおじさんが、心配して駿を抱きしめてくれた。

「恐くなんかないんだよ。少しの間離れるだけさ」

少しの間離れるだけ……駿の頭は混乱した。

(僕はこれからどうなるの？)

だんだんと駿の目の前の景色が霞《かす》んでいき、駿はその場に倒れた。


暗い暗い深い眠りの中で、駿は考えていた。

(どうして人は死ななくちゃいけないの。僕にはまだやりたいことがたくさんあるのに)

一体僕はどうなってしまったのだろうと、駿は恐る恐る目を開けた。

そこには、白い服を着た老人がいた。駿は、この人がきっと『神様』だと思った。神様は、以前に美術館で見た絵にそっくりだった。

神様の前では、ちゃんとしなくちゃ。駿は、急いで挨拶《あいさつ》をしようと立ち上がった。

あれっ、駿は思った。

(僕の足がない)

(幽霊には足がないって、本当だな)

そう思い直したが、今度は心臓がつぶれるくらい驚いた。

「ない！　ない！　どこにも僕がない」

あまりの事に気が動転した。駿は神様の前だということも忘れ、慌てふためいた。

「これこれ、心配ないぞ」

神様がおっしゃった。その声は、駿が昔から知っている懐かしい響きがした。

「死んだら体はいらんじゃろう。君をしばっていたものは、もう何もないんじゃよ」

ああ、そうだった。僕は死んだんだ。体は無いのに、体中の力が抜けた。

「僕はこれからどうなるのですか」

神様に聞いた。

「どうにもならんよ。何というか、ここが天国じゃからな」

ここはいったいどのような所なんだろう。駿は改めて周りを見た。

暗かった。夜の闇より暗かった。そして、きらきら光る星だらけだ。僕が住んでいた所では、こんなに星は見えなかったな。星は本当に無数にあるんだ。あまりの美しさに、駿は死んだ事も忘れて見とれた。

「しばらくは好きにすればいい。まだまだ前の生活に未練もあるじゃろう。そのうち色々分かるからのう」

神様はそうおっしゃると、ゆらゆらと揺れて霞《かすみ》がかかったように薄くなり消えてしまった。

(好きにと言われても)

駿は戸惑った。

ふと下を見てみると、そこには地球があった。暗い宇宙の中で、ひときわ青く美しい地球が。

(ここは、宇宙だったんだ)

これからどうしよう。体も無いのにこんな所でどうやって生きていけばいいのだろう。それもひとりぼっちで。そうだ。大体僕はもう死んでいるのだから、どうやって死んでいればいいのだろう。駿は見当もつかなかった。

しばらくそこでじっとしていた。

僕が考えていた天国と大分違う。天国に行けば美味《おい》しい物がいつでも食べられて、愉快なことが毎日あって、辛《つら》いことなんて何にも無いと思っていたのに。

「何なんだよー、家に帰してくれよー」

大声で叫んだ瞬間、駿は凄《すさ》まじい勢いで自分が飛ばされていくのを感じた。そのスピードは、これまで駿が経験した事のないものだった。

ここは……そうだ、ここは僕の家だ。

「お母さん」

駿は急いでお母さんを探した。

お母さんはリビングの隣にある和室にいた。駿は胸がどきどきした。

「お母さん」

駿はお母さんの後ろから、そっと声をかけた。

お母さんは振り返ってくれなかった。

(やっぱり僕は死んでいるんだ)

もしかしたらという期待は、見事にはずれた。

駿はがっかりした。せめて顔を見ようとお母さんの前に立った。

お母さんは黒い服を着てしずんでいた。

(お母さん……)

駿は心の中で謝った。

(僕、死んじゃってごめんね)

お母さんと僕の間に、見えない風がかすかにながれた。

お母さんの手が見えるはずのない僕の体に触れた。そのとたん僕の体は、小さい頃お母さんが抱っこしてくれた時と同じように温かくなった。

リビングからお父さんがやって来た。

「何をしているんだい?」

お父さんが言った。

「何だか駿がここにいるような気がして」

お母さんが答えると、お父さんは、

「いつでも駿は、私たちと一緒にいるよ」

そう答えた。

駿の気持ちは複雑だった。死んでいるのに、僕の気持ちは前のままだ。なのに、お父さんやお母さんに、もう何もしてあげられない。

駿は目を閉じた。

その瞬間、また、ものすごい速さで駿は移動した。


駿は、天国といわれる場所に戻っていた。宇宙はとても静かだった。

駿はひとり、ぼんやりしていた。自分のことが、まるで分からなくなっていたのだ。死んで自分がこんなに独りっきりになるなんて、思ってもみなかった。

（誰かに会って話したい）

駿はそう思った。

何か聞こえて来た。何、何の音？　駿は耳をすました。人の話し声だ。

「そこに誰かいるの」

駿は大きな声で聞いた。

「新しく入った人だね。こんにちは、僕は和夫《かずお》というんだ」

駿は嬉《うれ》しくなった。

「良かった。僕、ここには誰もいないのかと思って……」

駿が言った。

「今の君には見えないけれど、ここには星の数ほどの人が住んでいるんだよ。望めば、いつでも好きな時に誰とでも話ができるようになるさ」

和夫が話してくれた。

「この世界は、時間も空間も越えられるんだ。本当の自由がここにはあるんだ。僕なんか、もう八十年も天国で暮らしているよ」

駿が聞いた。

「僕は、ここで何をしていいのか分からないんだ。自由っていったって、ここには何もないし……」

和夫が笑った。

「生きているときにできなかった事をすればいいんだよ」

そう言い残して、和夫はどこかへ行ってしまった。

——死んでできること——

その時だった。無数の光が駿をいたわるように、光のカーテンで体を包んでくれた。まるで揺りかごで揺られているような感覚だ。これまでの緊張が少しゆるんだ。

駿は何日かぶりに、ゆっくりと眠った。


天国での生活にも慣れてきた。そして、和夫が言っていたように自分からたくさんの友達を作っていった。ここでは誰もが優しく親切だ。言葉や人種、時代の壁さえない。生きている時には、いろんなことで争っていたのがうそのように、みんなが幸せに暮らしている。何も持たないことが、一番の幸せだったなんて駿は思ってもみなかった。

それから、駿は生きている時にはできないようなことを色々やった。地球上のありとあらゆる所を見に行った。天国にいるたくさんの人とも話をした。全てが新鮮で楽しかった。

　時々は家にも戻っていた。直接両親と話ができないのは悲しいけれど、顔を見るだけで嬉しかったし、両親が自分の話をしているのを聞くのが楽しみだった。僕のことを忘れないでいてくれる。そう思うだけで、勇気がわいてくる気がした。


　そんなある日のことだった。

　駿がいつものように家に戻ると、お母さんが変だった。しょんぼりしてご飯も食べていないようだ。じっと駿の写真を見ては涙ぐんでいる。

「駿、お母さんは駿のいない生活にもう耐えられない。お母さんも駿の所へ行きたい」

　そう言って、机に突っ伏してしまった。

　駿は泣けてきた。お母さんはだんだん元気になっているようで、安心していたのに。

（お母さん、泣かないで。泣かないでお母さん）

駿は、そっとお母さんの肩を抱いた。見えない僕を、お母さんは分からない。お母さんは、夜になっても泣き続けた。駿もずっとお母さんの側を離れなかった。

天国に戻ってからの駿は、毎日のように両親のことを考えていた。たとえ僕が死んでも、いつかは元通りの生活をしてくれる。そう思っていたのに、両親の悲しみは生きている限り続くんだ。でも、この僕は側にいるのに何もしてあげられない。駿の気持ちは落ち込んだ。

「神様、お願いがあります」

(もはや、神様におすがりするしかない)

駿は、大きな声で言った。

神様はゆらゆら揺れながら、白いもやの中から姿を現された。

「私を呼んだかね」

神様がおっしゃった。

「両親は僕が死んでしまったことを、いつまでも悲しんでいます。それなのに僕は、何にもしてあげられません。それが辛《つら》いのです」

神様は頷《うなず》きながら、

「お前の気持ちはよく分かる。じゃがな、それが生きるということなんじゃ。ご両親も天命が尽きれば、お前とまたここで会うことができる」

そう、おっしゃった。駿は神様の言葉に納得しながらも、気分は晴れなかった。

「だけどこのままじゃ、僕の両親があまりにもかわいそうです。僕だってそんな両親の姿を知りながら、天国で幸せになんか暮らせない」

いつしか駿は、大声でわめいていた。

「こりゃ困ったな。天国ほどいい所はないというのに……」

神様は、何か考えていらした。

「ご両親を助ける方法が、無い訳ではない」

神様は目をつぶり、思いがけないことをおっしゃった。

「それはもう一度、今のご両親の子供として生まれてくることじゃ」

神様のお言葉に、駿は跳び上がって喜んだ。

「そんなこと、できるんですか」

駿の声はうわずっていた。

(それができるのであれば、今すぐ地上へ戻りたい)

駿の胸は高鳴った。神様は駿の気持ちに気付かれたのか、あわてて言葉を続けられた。

「ただし、一つだけ条件がある」

神様は、駿の目を真っすぐに見ておっしゃった。

「生まれ変わった時には、お前はもう駿ではない。駿だった時の記憶も思い出もすべてなくすのじゃ」

(僕が僕でなくなる)

駿の心は沈んだ。僕の存在が、この世から本当に無くなるのだ。

和夫や仲間が、どうしていつまでも天国で暮らしているのかが、駿には何となく分かった。

(どうしよう)

駿の心は揺れた。僕が僕で無くなるのなら、生まれ変わっても何になるのだろう。駿は天国から青い地球をじっと見つめた。

駿の決心がつかないまま、一か月が過ぎた。あれから駿は一度も家に帰っていない。天国は居心地が良かったし、いつかはここで両親とも会うことができると思えば、少しは気も休まった。

(時間が経てば、全てが解決する)

駿は、そう考えるようになっていた。

それは、駿が死んで一年が経とうとする頃だった。

日曜日、駿は久しぶりに我が家に戻った。家にお母さんはいなかった。買い物に行ったのかな。駿が思っていると、電話が鳴った。その電話に出たのはお父さんだった。

「分かりました。すぐに行きます」

お父さんの声は、消え入りそうなくらい小さい。お父さんはすぐに家を出ていった。駿はいやな予感を感じながら、お父さんについていった。

着いた所は、病院だった。お父さんの表情は険しい。

(お母さんは入院していたんだ)

駿は病室に入って驚いた。

（これが、お母さんなの……）

病室のベッドの上に寝ていたのは、やつれて青白い顔をした、別人のようなお母さんだった。お父さんも疲れきった表情をしている。嘘でしょ。どうしてこんなになってしまったの。悲しくて声も出なかった。

僕と一緒に暮らしていた時には、お母さんはあんなに元気で明るかったのに……駿は愕然《がくぜん》とした。

お医者さんが、診察してから言った。

「こんな状態では、命の保障はできません」

その言葉が終わらない内に、駿はお母さんの側へ行き、大声で叫んだ。

「お母さん、死んではだめだよ。お母さん、お願いだから死なないで」

しかし、お母さんの耳に、駿の声は届かなかった。

こんなのいやだ。いくら天国でお母さんに会えたとしても、こんなお母さんは僕の好きだったお母さんじゃない。駿の声は聞こえていないのに、お母さんはうわ言で駿の名前を呼び続けている。

「駿に会いたい。駿、駿……」

駿はもう耐えられなかった。まるで、自分が首を絞められているみたいに苦しかった。離れていても心がつながっていれば、それでいいと思っていたのに……生きる気力さえも、もうお母さんには残っていないの……

駿は胸が張り裂けそうだった。お母さんを辛い目に合わせたのは僕だ。僕がお母さんを助けなくては。僕ができることをしなかったら、お母さんは悲しいままで死んでいくんだ。

駿は決心した。

未来は自分で作り出すものだ。駿は心の中にある勇気を振り絞った。

「神様、僕をお母さんの所に帰して下さい」

駿は静かに言った。

空気に色々な光の粒が現れた。粒の中には小さな金色の珠が入っている。光の粒は駿の目の前で次々に割れた。

シャリン、シャリン、シャリン……

駿は、昔聞いたことのある音だと思った。

病室で眠っていたお母さんが、目を覚ました。

お父さんは、心配そうに声をかけた。

「大丈夫かい？」

お母さんは何も答えない。

「気分が悪いのなら、先生を呼ぼうか」

そう言って、お父さんが急いで病室を出ていこうとした時、お母さんが口を開いた。

「駿が、夢に出て来てくれたの」

お母さんが言った。お父さんはお母さんの手を握り、

「良かったたな」

と答えた。お母さんは涙ぐみながら、

「駿は、いつも私の側にいるから、もう泣かないで、そう言ったの。私のせいで駿は悲しそうだったわ。私、もう一回頑張ってみる」

と言った。お父さんもうなずいた。

「そうだ。きっと駿が見守ってくれるよ。もう一度やり直そう」

窓の外にはちらちらと、今年初めての雪が降っていた。

その雪の中には、駿の心の涙が混じっている。駿がこの世に生きていたあかしを、神様が地上に届けてくれたのだ。

「あらっ、雪だわ。きれい」

お母さんが気付いた。

「初雪だ。駿も雪が大好きだったな」

お父さんが言った。


あれから五年が過ぎた。

約束通りあの次の年、駿の家には子供が生まれた。女の子だった。のぞみと名付けられた。のぞみは、今年の春から幼稚園だ。

「ちょっと待ってよ、のぞみー」

お母さんが、大声で言った。

「私、先に行ってるね」

走りながら、のぞみが答えた。

本当にお母さんは遅いんだから。スーパーマーケットに着いたら、急いでチョコレート買わなくっちゃ。走っていたのぞみは、前をよく見ていなくて誰かとぶつかった。

「ごめんなさい」

のぞみが言った。

「大丈夫かい。おやっ、君は……」

赤い帽子《ぼうし》のおじさんが言った。

「私の事知っているの？　おじさんは誰？」

のぞみが不思議そうに尋ねた。おじさんは、しゃがんでのぞみに答えた。

「もうやって来たのかい。おじさんは天使さ」

のぞみは変なの、と思った。天使なら羽があるはずだし、天国に住んでいるはずだ。

「おじさん、間違っているよ」

のぞみはくりくりした目で、おじさんをまっすぐに見て言った。おじさんは、ははと笑った。

「君はそう、幸せかい？」

今度はおじさんが、のぞみに尋ねた。

(幸せって、何だっけ)

のぞみは考えた。そうだ、いつもお父さんとお母さんが、私たち幸せって言ってたっけ。だから私も幸せなんだ。

のぞみは顔いっぱいの笑顔で、

「もちろん」

と答えた。

お母さんが、のぞみにやっと追いついた。

「何しているの？」

お母さんが、息を切らしながら聞いた。

「おじさんとお話しているの」

のぞみが言った。振り返ると、そこには誰もいなかった。

「あれっ、どこに行ったんだろう」

のぞみはあたりを見回した。

「自分のこと天使だなんて言う、おもしろいおじさんだったんだ」

のぞみがお母さんに言うと、お母さんは言った。

「知らない人とお話しては、だめでしょ」

知らない人？　のぞみはふと思った。そうか、あのおじさんは知らない人だったんだ。のぞみは、胸の奥がきゅんとなるのを感じた。この気持ちは何だろう。

お母さんが言った。

「買い物しようか」

そうだ、チョコレート買わなきゃ。

「お母さん、チョコレート買ってね。お兄ちゃんの分と二つね」

「はい、はい。結局のぞみが二つとも食べるのよね」

「だってお兄ちゃんが、のぞみにあげるって言うんだもん」

「いいお兄ちゃんで良かったわね」

スーパーマーケットから帰る途中、お母さんは駿のことを考えていた。

（きっと、いつの日か駿とまた会える日が来る。お母さんは、その時まで強く生きるわ）

のぞみが、また走り出した。

「お母さん、お兄ちゃんの大好きだった桜を見に行こうよ」

のぞみが言った。

お兄ちゃんの好きな物って、なぜか私と同じなのよね。

桜の花びらが風に舞うのを眺めながら、お兄ちゃんってどんな人だったのかしらと、思いめぐらすのぞみであった。

（完）

「側にいるから」は、自分の愛する人に気持ちを伝えられないことが、どんなに辛《つら》く悲しいことかということを、分かってもらいたくて書いた作品です。
もし、この作品に共感していただけたなら、きっとみなさんにも僕たちの心が通じるはずです。

東田直樹

文庫版あとがき

「自閉症の僕が跳びはねる理由」この本は、僕の人生を大きく変えてくれました。執筆した十三歳だった頃、僕は自閉症者としての自分を持て余し、みんなと同じようにできないことが、悪いことみたいに感じていました。辛《つら》くて悲しくて、毎日が苦しかったです。僕にとって自閉症は、乗り越えるべき障害だったからでしょう。

僕は、文章で気持ちを伝えられるようになり、自分の思いや感情を言葉で整理できるようになりました。そして、生きづらさの原因は何なのか、どう生きるべきか、自分に問い続けたのです。本の中に書いている自閉症者に対する質問は、僕自身が障害を受け入れるためにも必要な疑問だったと思います。

僕は答えを見つけていく過程で、自閉症者の中には、自分と同じように大変な思いをしながら生活している人が、たくさんいるに違いない、そう考えるようになりました。だから、当時は「僕」ではなく「僕たち」という主語を使ったのです。僕が全ての自閉症者の代表でないことは、みなさんが一番よくわかっていることではないでしょうか。

「自閉症の僕が跳びはねる理由」は、純粋でひたむきだったあの頃の僕にしか書けない文章だったと思います。

何かに突き動かされるように書かずにはいられない、それが作家です。

自閉症であることが、今後の僕の人生に、どのような影響を与えるのかわかりませんが、僕はこれからも自分の目に映る風景を言葉に綴《つづ》っていくつもりです。

僕は大人になり、自閉症である自分のことを好きになることができました。

失敗を繰り返す僕にも、明日《あした》という日はやってきます。

それが嬉《うれ》しいことだと思えるようになった今、自閉症は僕のパートナーのような存在になったのだと思います。

いいことも悪いことも受け止め、僕は自閉症である自分と共に、この先も生きていきます。

東田　直樹

解説にかえて

デイヴィッド・ミッチェル
（作家、英語版翻訳者）

この本の十三歳の著者が、読者のみなさんを誘うのは、言葉を使う能力が奪われたとき、毎日の生活がどうなるかを想像してみようということだ。ともだちとのおしゃべりどころか、おなかがすいた、疲れた、痛い、といった状態を説明することすら、むずかしい。この思考実験を、もう少し進めてみよう。あなたが意思伝達の能力を失ったあとで、あなたの思考を司っている頭の中の編集者が、何もいわずに出て行ってしまったと、想像してみてほしい。そんな心の編集者が存在することさえ、知らなかったかもしれない。しかしいざその人がいなくなってみると、これまでずっと心にちゃんと機能させていたのは、そんな編集者だったことに、いまさらながら気づくだろう。いろいろな観念、思い出、衝動、思考が、ダムが決壊したみたいにとどめようもなく押し寄せてくる。この流れを管理しているのが、心の編集者だ。流れてくるものの大部分から身をかわし、ごくわずかなものだけを、あなたの意識がとりくむべき対象として推薦してくれる。けれどいま、あなたは編集者を失ってしまい、自分でやるしかない。

ところが心とは二十台のラジオが置かれた部屋のようなもの。それぞれが別の局の電波をひろい、さまざまな声や音楽を大音量で流している。ラジオにはオフにするスイッチがなく、ヴォリュームのつまみもない。部屋には扉も窓もなくて、あなたが解放されるのは疲れはてて目を開けていられなくなったときだけ。いっそう悪いことに、これまで存在が気づかれていなかったもうひとりの編集者まで、予告なしで突然辞めてしまった——あなたの五感の編集者だ。突然、あなたの周囲から感覚へと、情報が洪水のように流れこんでくる。質を選ばず、圧倒的な量で。色彩やパターンが泳ぎまわり、あなたの注意を引こうと喚《わめ》きたてる。あなたのセーターの柔軟剤の匂いが、鼻孔をさす芳香剤の匂いとおなじくらい強く感じられる。はき心地のいいジーンズが、鋼《はがね》の生地みたいに肌を引っかく。三半規管や自己受容もすっかり狂ってしまうので、床は荒れた海を行くフェリーの船上のように傾きっぱなしで、自分の両手両足が体の他の部分とどんな関係にあるのかもわからなくなってしまった。頭骨のお皿や、顔の筋肉や顎《あご》は、感じることができる。頭は三サイズくらい小さすぎるオートバイ用のヘルメットの中に閉じこめられてしまったみたいで、エアコンの音がまるで電動ドリルのように耳をつんざくのは、あるいはそのせいかもしれないし、そうではないかもしれない。そして父親――目の前にいる――の話は、まるでいくつもの短いトンネルを通過しつづける列車から携帯電話をかけてきているかのように聞こえる。それも流《りゅう》暢《ちょう》な広東《カントン》語で。きみはもう、自分の母語、それだけではなくどんな言葉も、理解することができない。これからは、すべての言語が外国語。時間感覚さえ無くなってしまい、一分間と一時間の区別がつかなくなる。ちょうど、永遠について書かれたエミリー・ディキンソンの詩の中に埋葬されたか、あるいは時間を歪曲《わいきょく》させるSF映画から出られなくなったみたいに。もちろん、詩や映画なら終わりがあるけれど、あなたにとっては、これが新しい現実。自閉症とは一生つづく状態なのだ。けれどもこの「自閉症」という言葉さえ、あなたにとってはаутизмやαυτισμόςやआत्मकेंद्रीपणाといった単語とおなじく、意味をなさない。

　一生つきあってくれるのはありがたいことだが、こんな状態がつづけば、私たちのほとんどにとって本当の最後とは、鎮静剤の投与や強制入院で終わってしまい、そのあとどんな目に遭うかは考えたくもない。しかし、自閉症スペクトラムに生まれついた人々にとっては、このような未編集の、フィルターにかけられていない、途方にくれてぞっとするしかない現実こそが、生まれつきの場所なのだ。それ以外の私たちにとっては、遺伝子が生まれつきの権利のように準備してくれる機能――「編集者」たち――に代わるものを、自閉症の人々はどうやって作り出すか、一生かけて学ばなくてはならない。それは知的にも感情的にもヘラクレス的・シジフォス的・タイタン的［すべてギリシア神話の英雄たち］な大仕事で、そんな仕事にとりくむ自閉症の人々が英雄でないというのなら、私には何が英雄的行為なのか、もはやわからない。この英雄たちには選択の余地がなかった、などというのは、どうでもいいことだ。感覚能力そのものが、自明の事実というより、煉瓦《れんが》をひとつずつ積み上げて自分で作っていく建築のようなもので、それはつねにメンテナンスを必要としている。それでもまだ困難さが足りないとでもいうのだろうか、自閉症者たちが生きていく外の世界では、「特別支援」という言い方が「知恵おくれ」を表す遊び場での隠語となり、パニック発作が単なるかんしゃくだと思われ、障害者給付金を受け取れば多くの人から社会福祉にたかっていると非難され、イギリスの外交政策がフランスの大臣から「自閉症的」だと呼ばれたりするのだ（この最後の点に関しては、ルルーシュ大臣はのちに謝罪し、ただの形容詞が人を怒らせるとは夢にも思わなかった、と説明した。まあ、思わなかった、というのは本当だろうけれど）。

自閉症は、自閉症児の親や世話をする人間にとっては生半可なことではない。自閉症の息子や娘を育てるのは、気弱でいてはとても務まらない仕事だ——実際、わが家の十六か月の子には「どこかしら正常ではないところ」があるかもしれないという、ぬぐいがたい疑いが生まれると同時に、気弱さなどはきっぱり捨てなくてはならない。

診断の日、児童心理学者が、お宅の息子さんはこの生涯を決定づける知らせが確定する以前とひとつも変わらないおなじ子なんですよ、という使い古された決まり文句とともに、宣告を下す。それから周囲の人々からの反応の言葉に、さらされ、傷つく。「まあ、悲しいことだわ」「何だって、だったらこの子は『レインマン』のダスティン・ホフマンみたいになるのかい？」「そんな「診断」なんて黙って聞いてることないのよ！」ちなみに私のいちばんのお気に入りは「そうかい、おれは小児科医にむかって、あんたの台詞《せりふ》なんて聞きたくもないよ、あんたなんか予防注射にでも専念してればいいんだ、といってやったよ」。ほとんどの支援団体との出会いは、気弱さの棺《ひつぎ》に最後の釘《くぎ》を打ちこみ、あなたに犀《さい》の皮膚ほども分厚い瘢痕《はんこん》組織と皮肉な態度を移植することになる。自閉症支援のために働いている人には才能も知識もある人々が何人もいるけれど、政策が語るのは憂鬱《ゆううつ》なほどに決まって、バンド・エイド［その場しのぎの処置］といちじくの葉［性教育］のことばかりで、特別な必要のある子供たちの潜在能力を生かし、かれらが社会にとって長期的・実質的な貢献をすることを助けるなどとは、思いも及ばないらしい。わずかな希望の光といえば、医学理論が、あなたの妻が「冷蔵庫ママ」［かつてのイギリスで使われた自閉症児の母親に対するレッテル］だったから自閉症児が生まれたのだという批判をやめたこと（冷蔵庫パパからはコメントが得られず）、そして自閉症の人が魔女だの悪魔だのと呼ばれたり扱われるような社会ではなくなった、ということだろう。

では次に、何に手がかりを求めるか？　本だ。(すでに始めている人もいるだろう。何とか手助けしたいと考えた友人や家族が最初にしてくれる反応は、新聞の切り抜きやウェブのリンクや関連文献を送ってくることだから。たとえそれらが、あなた自身の状況にとって、いかに的外れであろうとも。)「特別支援」というジャンルの出版物は、ジャングルみたいに氾濫《はんらん》している。何種類も出ている『あなたの自閉症の子をどう助けるか』といったマニュアル本には、どうにも押しつけがましいところがあり、©［著作権］やTM［商標］がいくつもついてくる。使えるアイデアもたしかにあるかもしれないが、それらを読んでいると、まるで政党に勧誘されたり教会のメンバーになりなさいといわれているように、気がめいってくる。さらに学術よりの本だと、いっそうぎっしり詰まった書き方で、注も多く、教育法やさまざまな略語がたっぷり入ってくる。もちろん、学者たちがこの分野を研究してくれるのはいいことだけれど、理論と、うちの台所の床で展開していることのあいだには、しばしばとても橋をかけることができないほど広い隔たりがあるのだ。

もうひとつのカテゴリーは、かなり告白的な体験記で、たいていは両親のいずれかによって書かれ、自閉症が家族に対して与えた影響とか、ときには正当的でない治療法でいかに効果が上がったかなどについて記されている。こうした体験記はメディア受けがよく、社会正義という市場で自閉症に注目を集めてくれる一方、私にとってはそうした本の実用性は限られていて、公平に言っても、大して役立つものではない。自閉症者は誰もがその人なりの症状をしめすもので——はしかというより、網膜のパターンに近い——ある子に対して効き目があった治療法が非正当的であればあるだけ、それが他の子に（たとえば私の子に）役立つ可能性は低い。

四つめのカテゴリーは「自閉症者の自伝」で、程度の差はあっても自閉症スペクトラム内にいる著者によって書かれたもの。もっとも有名な例はテンプル・グランディンの *Thinking in Pictures*［邦訳『自閉症の才能開発——自閉症と天才をつなぐ環』学習研究社］だろう。たしかに、しばしば目を見開かされることもあるが、それらの本の性質上、ほとんどがある段階を克服した大人によって書かれたものであり、私がもっとも助けを必要としている点に関しては、参考にはならなかった——なぜうちの三歳児は床に頭をがんがん打ちつけるのだろう？　自分の目の前ではげしく指を振るのか？　皮膚が敏感すぎて、すわることも横になることもできないのはなぜか？　『ピングー』のDVDが傷だらけになって再生できなくなったとき、四十五分間も悲嘆の吠《ほ》え声をあげつづけるのはどうしてか？　私はいろいろな本から、こうした辛《つら》い状況に対する理論、見方、逸話、推測の多くを学んだけれど、理由はわからず、できるのはただ、なす術《すべ》もなく見ていることだけだった。

ある日、妻が日本に注文していた、注目すべき本が届いた『自閉症の僕が跳びはねる理由』。著者の東田直樹は一九九二年生まれで、この本が出版されたときにはまだ中学生。直樹の自閉症はかなりの重度で、会話によるコミュニケーションは、現在でもほぼ不可能だ。しかし、ひとりの野心的な先生と、直樹自身の努力によって、彼は文字表の上に直接に言葉を綴《つづ》ることができるようになった。日本語の文字盤は、日本語の基本的な50のひらがなが並ぶ表で、アルファベット用には、一般的な配列のキーボードをカードに記しラミネートしたものが作られた。直樹は、こうした文字表の文字を指さし、単語を綴り、彼を介助する人がそれを書き取ってゆく。これらの単語が文となり、段落となり、ついには本になったのだ。文字盤の周囲には、いろいろなおまけがあり、それには数字、句読点、「終了」「はい」「いいえ」といった単語も含まれている（直樹はキーボードを使って直接コンピュータで文章やブログを書くこともできるのだが、彼にとってはローテクの文字表のほうが「より信頼できる手すり」だと思えるらしい。こちらのほうが、気が散ることがなく集中できるのだという）。小学校のときから、この方法で彼は人とコミュニケーションをとり、詩や絵本のお話を書くことができた。けれども私たちが待ち望んでいたのは、なぜ自閉症の子は独特なふるまいを見せるのか、その理由の、彼による説明だった。まだ片足を子供時代につっこんだ年齢の、しかも自閉症の症状が、私の子と少なくともおなじくらいに困難が多く、生活を左右するものであるような著者によって書かれたこの本は、天の啓示といってもいい、思いがけない贈り物だった。この本を読んだとき、直樹の言葉をつうじて、まるでうちの息子が自分の頭の中で起きていることについて、初めて私たちに語ってくれたかのように感じられたのだ。

けれどこの本は、ただ情報を提供するよりも、はるかに遠くまで届く。見たところどうにも寄る辺ない自閉症児の体の中に、あなたの、私の、みんなの体の中とおなじ、好奇心にみちた繊細で複雑な心が閉じこめられているのだという証拠を、この本は提供してくれる。二十四時間、週七日体制が必要な苦労の陰では、こんなにも世話をしなければならない相手が、自分自身よりも多くの点で能力があるという事実など、いとも簡単に忘れられてしまう。数か月が数年になるにつれて、この「忘れる」が「信じられない」に変わり、不信感のせいで面倒を見るほうも見られるほうも、否定的な考えに苛《さいな》まれてしまうこともある。東田直樹の才能は、その信頼を回復させることにある——知的な鋭さと、好奇心にみちた魂を見せることによって。周囲の状況や自分自身の状態を分析することによって。いたずらっぽいユーモア感覚と、物語を書こうという強い気持ちによって。こういった精神的傾向の兆しがあるとか、かすかに感じられる、などという話ではない。この本の中に、はっきりと、それは存在している。

それだけでも十分だが、本書はまた、自閉症をめぐるもっとも否定的な常識——自閉症の人々は反社会的で、孤独を好み、他人に共感することができないというもの——に対する、意図せぬ反論となっている。東田直樹がくりかえし述べるのは、他人と一緒にいることを、彼が大切にしているということだ。ところがコミュニケーションに問題がありすぎて、自閉症の人はやがて隅っこにぽつんといることが多くなり、まわりの人はそれを見て、「ああ、あれこそ昔からの自閉症者のしるしだね」と考えてしまう。同じように、もし自閉症者が他人の気持ちを理解できないなら、他の人々をストレスでへとへとにして気をめいらせてしまうという、自閉症の最も耐えづらい側面を、直樹がちゃんと心得ているなどということがありえるだろうか。感情豊かなさまざまな登場人物と、涙腺《るいせん》をゆるませる筋書きをもつ物語（本書に収録の短篇「側にいるから」）を、彼が書くなどということが、なぜ起こりえるだろうか。物語を語るすべての哺乳《ほにゅう》動物とおなじく、直樹は聞き手の感情をちゃんと予測し、操作している。まさに「感情移入」だ。つまり、感情の乏しさも、人といることを嫌うのも、自閉症の〈症状〉ではなく〈結果〉だということなのだ。自己表現に対しての、かれらの頑《かたく》なな封鎖のせいであり、自閉症者の頭の中で何が起きているのかについての、ほとんどあっけらかんとした社会の無知のせいなのだ。

　私にとって、これらを知ることは自分の認識をがらりと変え、人生を高めてくれるものだった。この子が自分と話したがっている、この子は非自閉症者の姉となにひとつ変わらずに、注意深く周りの情報を受けとめている、そう知ったとき、たとえ状況証拠がどのようであろうと、あなたは十倍忍耐強く、前向きに、彼を理解し、対話しょうとするだろう。そして十倍もよく、彼の発達を助けることができるだろう。本書は私にとって、息子との関係における大きな転換点となったといっても誇張ではない。自分を憐《あわ》れむことをやめ、私よりも息子にとってこそ、いかに人生がきびしいものであるか、そのきびしさを少しでもやわらげてやるために、私には一体何ができるのか、それを考えるための、まさに私が必要としていた大きなきっかけを、直樹の言葉は与えてくれたのだ。特別な支援が必要な子供の育児においても、他のあらゆる場面とおなじく、好循環とはすてきなものだ——子供に対する期待が高まり、苦難の道を行くスタミナが強化され、子供も、それを感じ、応《こた》えてくれるようになる。息子の世話に関わっている人々や個人指導者たち、またアイルランドの私たちとおなじ地方で自閉症の子供をもつ友人たちにも読めるよう、妻は直樹の本の試訳にとりかかった。ついでウェブ上のグループを通じて、自閉症の子をもつ在外日本人の母親たちが本書の英訳がないことに不満をもっていると知り、私たちは東田直樹にはもっと幅広い読者がいるのではないかと考えるようになった。その結果として生まれたのが、『自閉症の僕が跳びはねる理由』の英訳版だ。

著者は決してグルル（導師）ではない。いくつかの問いに対する答えは、いささか物足りないと思われるかもしれない。けれど本書を書いたとき彼がまだ十三歳だったことを思い出してほしい。彼が簡潔で率直な答えをくれない場合――たとえば「なぜおもちゃをきちんと並べることにそんなにこだわるのですか？」という問いに対してでさえ、彼の言葉には耳を傾ける価値がある。東田直樹は書き続け、ほぼ毎日ブログを記し、自閉症支援の団体ではよく知られた存在となり、日本版「ビッグイシュー」にも何度も寄稿するようになった。彼は作家になりたいといっているが、私から見ると、彼がすでに作家であることは明らかだ――大変な困難を乗り越え、重度の自閉症の心が経験から得た知識を、より広い世界にむかって語ってくれる、正直で、つつましく、思慮深い作家である。このプロセスは彼にとっては、たとえばあなたや私が両手を丸めて汲《く》んだ水をタイムズ・スクエアやピカデリー・サーカスの人ごみを抜けて運んでいくのに匹敵するような、厄介な仕事なのだ。〈自閉症〉という日本語に使われる三つの漢字は、「おのれ」「とざす」「やまい」を意味する。私の想像力がこれらの漢字を変換すると、独房に閉じこめられ忘れられたまま、誰か、誰でもいいから誰かが、そこにいることに気づいてくれるのを待っている囚人、というイメージになる。本書は、その壁から煉瓦《れんが》をひとつ、打ち抜いてくれるのだ。

本書の英訳版の出版を急いで準備しているあいだ、私はいくらかの希望は抱いていたものの、はっきりとした期待をもってはいなかった。私の希望というのは、運が良ければイギリスと北米で二千部か三千部が印刷され、自閉症者の親や親戚《しんせき》や兄弟姉妹の手に届き、自閉症的に配線された頭の中の人生がどのようなものなのかについて、洞察をもたらしてくれればいい、そしてそこから、より実りの多い関係が築けるかもしれない、ということだった。私はまた、本書の定型発達的な（＝自閉症ではない）読者が、重度の自閉症者でも鋭敏な知性とゆたかな想像力をもっている場合があるということを、理解してほしいと願っていた。さらにいえば、自閉症により言葉を奪われた状態にある直樹の、終わりのない戦いを知ることによって、もう少し多くの「自閉症の外にいる者《アウトサイダー》」たちが、非定型発達者（＝自閉症者）のことを、良くて哀れみに値する遺伝上の負け犬たちだとか、悪ければ福祉や学校のお荷物扱いだとかではなく、人間の歴史に貢献できるし、またそうするべきだと、尊敬に値する英雄たちだと思うようになってほしかった。そして最後に、本書の出版によって、「自閉症的」という形容詞を「自己執着的」「内向的」「感情において肛門《こうもん》期的」などの同義語として使うのは、礼儀正しくて垢抜《あかぬ》けた態度とはいえず、品位に欠け、無知で頑なな所業だということを、もう少し多くの人が納得してくれればと願っていた。だいたい、それにつきる。

『自閉症の僕が跳びはねる理由』が大西洋の両岸でベストセラーチャートをかけのぼり、数週間にわたってそこに君臨することになるだろうと、もし誰かにいわれていたとしても、私はまるで信じようともしなかっただろう——しかし、たしかにそうなったのだ。小説家としての私のちょっとしたプロフィールが、読むべき本がひしめきあう市場において、この本に少しばかり余分に注意を惹《ひ》きつける助けになったとはいえるかもしれない。またBBCラジオ4のアレグラ・マッキルロイによるすぐれたラジオドラマ化と、「ザ・デイリー・ショー」の脚本家ジョン・スチュワートによる熱烈な支持によって、本書がはるかに大きな注目を集めたのは間違いないだろう。だがそうした注目だけでは、『自閉症の僕が跳びはねる理由』が得たような数の読者を獲得する保証には決してならないことは、どんな出版社だって同意してくれるはずだ。本書の部数は、ゆうに十万部を超えた。ある本がそれだけの数を売れるのは、もっぱらその本自体の価値による。また私は、本書にこんなにも多くの外国語訳が出るとは考えてもいなかった——二〇〇七年に刊行された、十三歳の日本人少年による、自閉症という経験の当事者の立場からの手引書は、現段階で中国語からマケドニア語まで、二十四言語（さらに他言語でも進行中）に翻訳されている［二〇一六年現在では三十言語で翻訳］。私が知るかぎり、東田直樹は、現代日本の作家では村上春樹についで広く翻訳されている作家なのだ。

二〇一四年三月に、東京のあるホテルの会議室で直樹と会ったとき、彼が自分の本の世界的成功をちゃんと理解しているのか、それを落ち着いて受けとめているのか、はっきりとはわからなかった。日本の公共放送であるNHKがこの会談を録画していたのだけれど、テレビ撮影のクルーがいたことを考えに入れたとしても、自閉症という障害物を超えてコミュニケーションを試み、自閉症がもたらす、無数の気を散らす要素と戦おうとする直樹は、忍耐強く、勇敢で、こちらが反省したくなるほどだった。全体として、彼が私とむきあってすわり話をはじめるには、何度かの試みが必要だった。インタビューは私が直接、あるいは通訳を介して質問をし、それに対して直樹が答えを「文字盤」、すなわち『跳びはねる理由』の冒頭で説明されているようなボール紙製のキーボードで、一文字ずつしめして答えを綴《つづ》っていくというかたちを取った。直樹は文字にさわるごとにそれを声に出し、そのようにして私の質問に対する、長く考え深い回答を積み上げていく。ずっと順調な航海というわけではなかった――ときには彼は道を見失ってしまい、最初からやり直さなくてはならなかったし、ときにはその日の彼の頭を占めている単調な音の繰り返しや言葉に気を取られ、またあるときには、何時に家に帰るのかとか、何時にお昼を食べるのかといった不安によって、思考の流れがハイジャックされてしまうこともあった。まるで時間の中で、迷子になってしまうのを恐れているかのように。本書を鼻であしらうようなアメリカのとある書評でも、またイギリスの某コメンテーターの発言でも、こんなに雄弁な文章が書ける人が「重度の」自閉症であるはずがない、高機能アスペルガーか、（いっそう奇妙な話だが）閉じ込め症候群にちがいない、と言われていたのを覚えている。私と対話をしようとして、直樹が自閉症由来の障壁を克服する姿を、かれらにはその場でぜひとも目撃してほしかった。

　チックとして反復する言葉や、ボードを叩《たた》いてしめす文字を声に出すことを除くと、直樹は一貫してほとんど発話には頼らず、「イエス／ノー」で答えられる質問に対して、一、二度だけ、自らの発声で答えることができただけだった。「文字盤」は、必要不可欠な手すりであり、心の地図であり、思考の圧縮機だった。とはいえ、自分の目で見るものと、受け取るものとのギャップ――目覚めているあいだじゅう、固有の非定型な発達配線に囚《とら》われている若者と、その彼が紡ぎだす、さまざまな考えとのギャップ――はあきらかで、「自閉症の外にいる者《アウトサイダー》」にとっては驚くべきものだ。それこそまさに、私にとっては、本書の最も重要な側面を示してくれるものだった――私たち定型の発達者は、自閉症者に潜在する知力と想像力を、つねに過小評価している、ということを。

　直樹と私は自閉症について、心の働き方について、文章を書くことについて、議論をし、カメラがオフになっているときにはそれぞれの家族や生活について話し合い、私は自分の iPhone で、うちの息子の動画を彼に見てもらった。私たちの会話は、私にとっても、私の新しい作家ともだちにとっても、くたびれる、やっとなしとげたものだったけれど、にもかかわらず私の人生でもっとも栄養にみちた対話であり、私はそれを自分が最後の息をするときまで、大切に覚えているにちがいない。

（*The Reason I Jump* 英語版序文および後書きより引用。管啓次郎＝訳）